主编

杜冬萍 | 许 华

超声引导下

疼痛注射治疗

上海科学技术出版社

图书在版编目(CIP)数据

超声引导下疼痛注射治疗 / 杜冬萍,许华主编.—上海：
上海科学技术出版社,2018.5（ 2025.4 重印 ）
ISBN 978 - 7 - 5478 - 3936 - 2

Ⅰ.①超… Ⅱ.①杜…②许… Ⅲ.①疼痛－注射
Ⅳ.①R441.1

中国版本图书馆 CIP 数据核字(2018)第 045553 号

超声引导下疼痛注射治疗

主编 杜冬萍 许 华

上海世纪出版(集团)有限公司
上海 科 学 技 术 出 版 社 出版、发行
（上海市闵行区号景路159弄A座9F-10F）
邮政编码201101 www.sstp.cn
上海中华商务联合印刷有限公司印刷
开本 787×1092 1/16 印张 12.75
字数：200 千字
2018 年 5 月第 1 版 2025 年 4 月第 8 次印刷
ISBN 978 - 7 - 5478 - 3936 - 2/R·1580
定价：118.00 元

本书如有缺页、错装或坏损等严重质量问题，
请向工厂联系调换

内容提要

　　本书从局部解剖、超声解剖和超声声像特点、超声引导下各部位的穿刺方式等三个方面，详细介绍临床疼痛性疾病诊疗过程中在超声引导下穿刺注射治疗的常见技术和方法，如头面部、颈肩上肢部、胸腹部、腰骶部和下肢等部位的镇痛。

　　本书所有内容为上海交通大学附属第六人民医院疼痛科、中国人民解放军海军军医大学附属长海医院疼痛诊疗中心近十年临床工作的经验总结，直观实用，言简意赅，可以帮助提高临床常见疼痛性疾病注射治疗的准确性，减少神经损伤和血管内注射等并发症的发生，并可对一些顽固的神经病理性疼痛起到病因诊断的作用。本书可以作为疼痛治疗领域临床医生和医学生重要的参考工具。

作者名单

主编

杜冬萍　许　华

参编人员

吕莹莹　上海交通大学附属第六人民医院

许　华　中国人民解放军海军军医大学附属长海医院

杜冬萍　上海交通大学附属第六人民医院

吴军珍　上海交通大学附属第六人民医院

张　昕　上海交通大学附属第六人民医院

季　锋　中国人民解放军海军军医大学附属长海医院

周　瑾　上海交通大学附属第六人民医院

徐永明　上海交通大学附属第六人民医院

浦少锋　上海交通大学附属第六人民医院

前　言

　　疼痛科是一门新兴的学科,局部注射技术是疼痛科的特色和核心技术。长期以来,通过局部注射,治疗和缓解了很多疼痛性疾病。随着影像学介入引导技术的发展,疼痛科也将介入技术引用到局部注射技术中,使得局部注射技术更加精准,效果更好,各种由于误注射导致的并发症也越来越少。

　　微创治疗技术是在影像学介导下进行穿刺的局部治疗技术,包括局部注射、植入、神经损毁等,其最大优势是创伤小、精准性高、疗效好。要达到这个目的就离不开影像引导技术。随着 X 线、CT 等放射引导技术的开展,大大提高了微创治疗的精准性、安全性和有效性,但由于设备的限制以及放射技术本身的局限性,如放射性辐射损伤、对软组织难以辨认、治疗场所的特殊要求等,放射引导技术的应用受到一定的限制。与放射引导技术相比,超声引导技术则显示出极大的优越性,既没有放射性损伤,又具有实时监控,以及对神经、肌肉和肌腱、血管和骨骼、滑囊组织的高度分辨能力。这样,一方面精准性高、并发症少、经济实惠、操作简便,且对治疗场所没有特殊要求;另一更重要的方面是适应局部疼痛部位的精准注射,如神经根和各种外周神经、肩部的滑囊和关节腔、外周的各种腱鞘以及引起神经病理性疼痛的神经瘤等异常的外周神经。超声引导下的疼痛治疗比较适用于各级医院的疼痛科,因此,该技术已成为我国疼痛科微创治疗向标准化发展的重要基石。

　　1978 年 La Grange 等首次将超声引导技术用于神经阻滞定位,但由于当时超声技术的限制及实施者对超声影像的认识不足,超声引导技术并未像 X 线等放射引导技术一样在西方发达国家的疼痛学领域得到广泛应用。在疼痛微创治疗中如何用好超声引导技术是目前中外疼痛科医师共同探索的一个重要命题,也是热门话题。作为从事疼痛诊疗工作多年的临床医师,将超声引导技术在我国疼痛治疗领域进一步推广,将超声引导技术在疼痛微创治疗中合理运用,进一步探索超声引导技术在疼痛微创治疗中的标准化路径是我们迫切的愿望和需求,也是历史给我们提供的发展机遇。

为此,我们联合国内从事超声引导下疼痛治疗多年、具有深厚临床经验和扎实理论基础的同道撰写本书,结合我国疼痛治疗的特点,从疼痛性疾病的发病机制、解剖结构及超声影像的优化采集、最佳微创路径的选择等多角度进行分析探讨。同时,本书也是我们多年临床心得的结晶,希望对疼痛科同道有所帮助。

超声引导下的各种治疗技术涉及病理生理学、解剖学、影像学和仪器设备等多个领域,我们在撰写过程中深感自己知识和能力的不足,多方请教相关专业人士及反复求证,对于他们提供的帮助,在此表示深深的感谢。特别要感谢赵达强医生在第七章第三节"后入路腹腔神经丛阻滞"的操作和取图中给予的鼎力支持。本书虽经我们的努力,但难免存在不足,对某些问题的理解恐有偏颇之处,期待读者朋友批评指正,以利我们纠正改进。

编　者

2017 年 10 月

目　录

第一章
超声影像基础

超声技术应用超声仪向人体发出超声波,利用声波的透射、反射、折射、衍射、衰减、吸收产生信息,通过超声仪进行图像处理,然后在屏幕上显示超声解剖声像图。超声引导技术是在超声定位引导下进行各种穿刺和治疗的一项技术,可以用于疼痛的诊断和治疗。

第一节　超声仪器设备

超声仪由主机、探头和各种配件组成。

1. **主机**　主机为带有显示器的处理器(图 1-1-1)。

2. **探头**　根据不同的分类方法,超声探头有不同的种类:根据发出超声波的频率可以分为低频探头和高频探头;根据外形可以分为线阵探头和凸阵探头(图 1-1-2)。各种探头在疼痛诊疗中的用途和特点各不相同(表 1-1-1)。

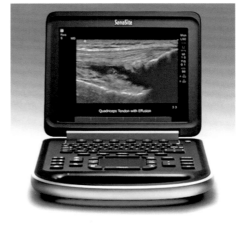

图 1-1-1
**超声仪器
的主机**

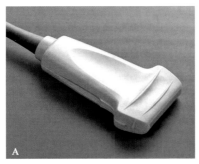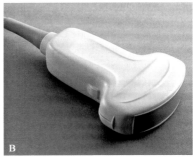

图 1-1-2　超声探头

A.线阵探头；B.凸阵探头

表 1-1-1　超声探头的分类

	低频探头(2～5 MHz) 平面凸阵探头	高频探头(6～13 MHz) 平面线阵探头
特　点	穿透力强	穿透力弱
	清晰度低,可显示度深	清晰度高,显示深度浅
	显示面积大,更有助于显示针	精确、各向异性低
适用范围	深部组织和神经	浅部组织和神经

第二节　超声扫查和穿刺

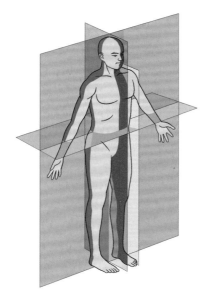

一、探头位置和扫描方向

探头放置的位置根据探头长轴与身体结构的关系分为正中位、冠状位、矢状位(旁矢状位)和轴位(图1-2-1)。

超声探头或超声波波束长轴相对于穿刺或注射的目标结构,扫描方式分为短轴和长轴两种(表 1-2-1,图 1-2-2)。

图 1-2-1　超声探头摆放的位置

正中位(红),矢状位(黄),冠状位(蓝),横截位或轴位(绿)

表 1-2-1　超声扫描方式

	特　点	适　用　范　围
短轴扫描	超声波声束(探头)与目标长轴垂直	几乎适用于所有组织和神经
长轴扫描	超声波声束(探头)与目标长轴平行	坐骨神经、肱二头肌长头腱等比较长的结构

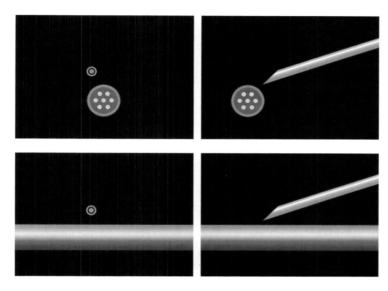

图 1-2-2
超声扫描的方式
上:短轴扫描;下:长轴扫描

二、超声引导的穿刺技术种类

根据穿刺针和超声探头的相对位置可以分为平面内和平面外穿刺技术(表 1-2-2,图 1-2-3)。

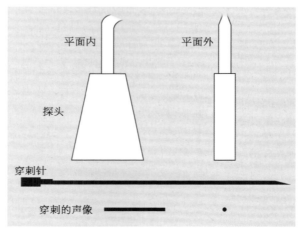

图 1-2-3
平面内和平面外技术穿刺时针和探头的关系和针的声像

表 1-2-2　超声引导的穿刺技术

平面内技术	平面外技术
针与探头轴线平行	针与探头轴线垂直
针及目标完全可见	只显示针的某个截面,目标完全可见
进针路径长,距离远	进针路径短,距离近

三、手握超声探头方式

好的握姿可以提高超声探头的稳定性和移动时的协调性——小指或手的尺侧紧靠患者更稳(图 1-2-4)。

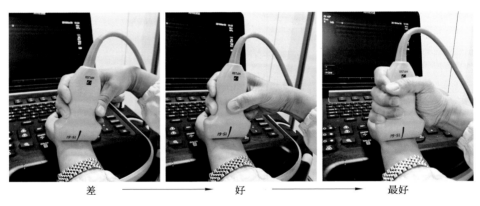

差 ——→ 好 ——→ 最好

图 1-2-4　手握探头方式

四、准确定位的方法

(1)穿刺针与探头角度越小,且完全在超声范围内,可提高穿刺针与超声波束的接触面积。

(2)穿刺针增粗、穿刺针表面毛糙可以提高针的显示度。

(3)略微移动穿刺针,可以帮助观察到穿刺针的位置。

(4)可以推注少量液体来定位针尖。

(5)应用超声显影剂。

(6)联合使用神经刺激器,可以帮助探查神经的位置。

五、诊断和治疗技术要点

(1)熟练掌握各路径的解剖知识。

（2）熟练掌握各超声断面的解剖结构。

（3）熟悉超声的基本原理。

（4）训练具备熟练的手-眼协调操作能力。

（5）根据目标定位，选择合适的超声探头、扫描方式和穿刺技术。

（6）避开穿刺路径上的重要器官如血管、肾脏等。

（7）穿刺过程中显示穿刺针，尤其是针尖的位置，以保证安全性。

（8）注射药物和硬化剂时，密切观察药物扩散情况。

六、神经、肌肉、血管的超声图像特点

（1）神经主干如臂丛的三干横截面为低回声的圆形或卵圆形结构（图 1-2-5）；有的神经神经束外还包裹着高回声的神经鞘；还有些神经的横截面显示为高回声，需要与其他结缔组织相鉴别。接近外周的神经横截面多为蜂窝状。肌肉和肌腱的横截面有时与神经不容易鉴别，尤其在老年人，这时需要根据声像图和解剖进行仔细鉴别。

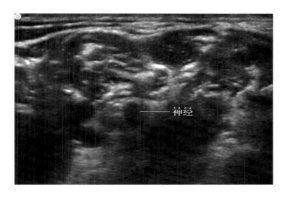

图 1-2-5
神经超声声像图

（2）动脉、静脉都是低回声结构。动脉可以通过搏动来判断，静脉一般会被按压的探头压扁。更可靠的方法是采用彩色多普勒超声检查，血管有颜色显示而神经没有（图 1-2-6）。

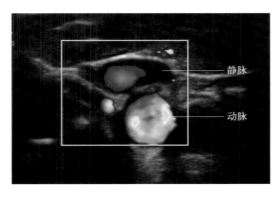

图 1-2-6
血管超声声像图

七、局部注射药物

1. **局部麻醉药**　尽可能采用感觉-运动阻滞分离的局部麻醉药,如布比卡因、罗哌卡因,浓度为 0.1%～0.2%。

2. **糖皮质激素**　外周注射尽可能选择混悬液,如曲安奈德、复方倍他米松混悬液,以延长局部作用时间、减少全身吸收。为减少对血压和血糖的影响,有高血压、糖尿病的患者应该适当减少剂量。

3. **富含血小板血浆**　采用外周全血高速离心的方法,分离出血小板的血浆,将其注射到损伤的肌腱或受损软骨的关节腔内,可以促进肌腱或软骨的修复。

八、并发症和不良反应

(1) 穿刺技术不熟练导致的误穿和误伤是最严重的并发症,如误穿椎动脉、穿入椎管内、穿破胸膜等。

(2) 药物的不良反应包括糖皮质激素引起的血压和血糖升高、电解质和内分泌功能紊乱等。

(杜冬萍)

第二章
头面部疼痛

三叉神经人体是第 V 对脑神经，支配脸部、鼻腔、口腔的感觉和咀嚼肌的运动。有三个分支即眼神经(V_1)、上颌神经(V_2)、下颌神经(V_3)，均发自颅内的半月神经节（图 2-0-1）。眼神经仅含感觉神经；上颌神经有感觉神经纤维和副交感神经纤维组成；下颌神经有感觉神经纤维、副交感神经，还有运动神经纤维。眼神经经眶上裂入眼眶，上颌神经自半月神经节发出后经圆孔出颅，进入翼腭窝，并发出分支，即眶下神经、颧神经、上牙槽神经、翼腭神经（图 2-0-1）。下颌神经是三支中最粗大的分支，自半月神经节发出后经卵圆孔出颅到达颞下窝，并发出主要分支，即耳颞神经、颊神经、舌神经、下牙槽神经等（图 2-0-1）。除了三叉神经阻滞外，头面部的治疗还包括蝶腭神经节阻滞、舌咽神经阻滞、颞下颌关节注射等。

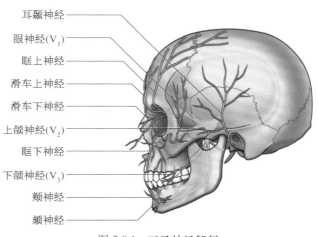

耳颞神经
眼神经(V_1)
眶上神经
滑车上神经
滑车下神经
上颌神经(V_2)
眶下神经
下颌神经(V_3)
颊神经
颏神经

图 2-0-1　三叉神经解剖

第一节　眶上神经阻滞

【相关解剖】

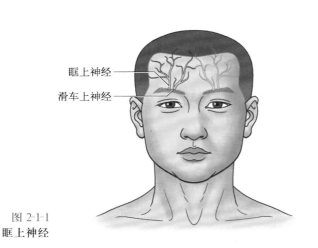

图 2-1-1
眶上神经

眶上神经是三叉神经第一支眼神经最大的分支额神经的末梢支之一。其中较粗的外侧支为眶上神经,经眶上孔或眶上切迹,分布于上眼睑、前额部、前头皮至头骨顶部区域;较小的内侧支为滑车上神经,经眶上孔内侧的额切迹,分布于眼眶上靠中线的皮肤。眶上孔的体表定位在眼眶上缘中、内 1/3 交界处或中点附近(图 2-1-1)。

【超声引导穿刺方法】

准备·患者取仰卧位。采用高频(6~13 MHz)线阵探头。

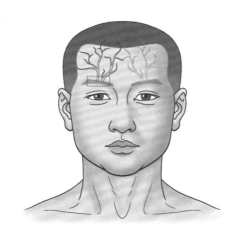

图 2-1-2
眶上神经阻滞
超声探头定位

方法·将超声探头平行置于眶上缘(图 2-1-2),可见连续的高回声骨皮质显像——眉弓(图 2-1-3),缓慢移动探头直至扫描回声图像连续的高回声出现中断缺口,即为眶上孔或眶上切迹(图 2-1-4)。以多普勒模式扫描可见眶上神经伴行的眶上动脉搏动。

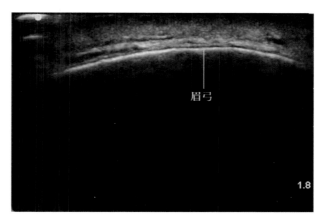

图 2-1-3 眶上神经阻滞时超声图像显示眉弓

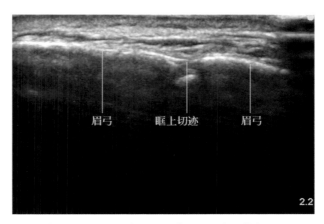

图 2-1-4 眶上神经阻滞时眶上切迹注射位置

采用平面外或平面内技术，显示针尖至眶上切迹或眶上孔入口处，避免穿刺针尖进入眶上孔过深而造成神经损伤，然后注射药液。

【适应证】

眶上神经痛；眶上神经卡压；三叉神经眼神经痛；带状疱疹眼神经痛等。

【并发症】

局麻药毒性反应；上眼睑水肿、淤血、血肿。

第二节　眶下神经阻滞

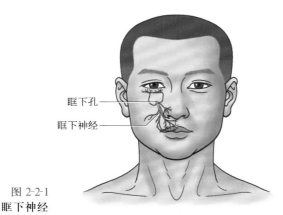

图 2-2-1
眶下神经

【相关解剖】

　　眶下神经是三叉神经第二支上颌神经的终支。通过眶下裂进入眼眶，走行于眶下沟内，与眶下动脉伴行穿出眶下孔。眶下神经支配下眼睑、鼻背外侧和上唇的皮肤。眶下孔多位于眶下缘中点下方 0.8 cm 处（图 2-2-1）。

【超声引导穿刺方法】

　　准备·患者取仰卧位。采用高频线阵探头（6～13 MHz）。

　　方法·将超声探头水平放置于眼眶下方 0.8 cm 处（图 2-2-2），小幅移动探头直至找到上颌骨表面高回声不连续的缺口，即为眶下孔（图 2-2-3）。以多普勒模式扫描，大多数患者可见伴行的眶下动脉搏动。

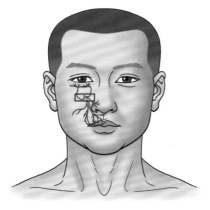

图 2-2-2　眶下神经阻滞超声探头定位

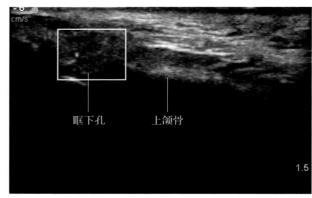

图 2-2-3　眶下神经阻滞时眶下孔注射位置

采用平面内或平面外技术,将穿刺针到达眶下孔处,然后注射药物。避免将针尖进入眶下孔过深而导致神经损伤。

【适应证】

眶下神经痛;眶下神经分布区带状疱疹神经痛;带状疱疹后遗神经痛等。

【并发症】

局麻药毒性反应;面部水肿、血肿、感染。

第三节　经翼腭窝上颌神经和蝶颚神经节阻滞

【相关解剖】

上颌神经在颅内半月神经节发出后,经圆孔出颅,进入翼腭窝,主要分支有颧神经、眶下神经、上牙槽神经等(图 2-3-1),分布于鼻腔下部、上腭、上牙槽及牙龈和颊部皮肤。翼腭窝位于颞下窝前内侧,为上颌骨与蝶骨外侧翼板之间的狭窄骨性间隙,呈一尖向下的倒三棱锥形,前界为上颌骨,后界为翼突及蝶骨大翼,顶部为蝶骨体下部和蝶骨大翼,内侧壁为腭骨的垂直部(图 2-3-2)。外侧通过翼上颌裂与颞下窝相通,该裂也是穿刺进入翼腭窝的入口。上颌神经出圆孔后,在翼腭窝内沿着顶部、紧靠内侧壁走行,因此穿刺时针尖的目标位置是翼腭窝的内上角。翼腭窝内有上颌动脉第三段及其分支、上颌神经及蝶腭神经节。

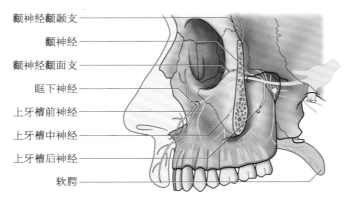

颧神经颧颞支
颧神经
颧神经颧面支
眶下神经
上牙槽前神经
上牙槽中神经
上牙槽后神经
软腭

图 2-3-1
上颌神经

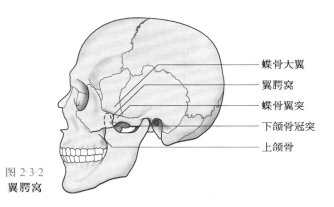

图 2-3-2
翼腭窝

蝶腭神经节，又称翼腭神经节，为翼腭窝内的副交感神经节，位于上颌神经下方，并通过蝶腭神经相互交通，为一不规则的扁平小结（图 2-3-3）。分布于泪腺、腭和鼻腔、鼻窦和鼻甲的黏膜，支配黏膜和腺体的分泌。

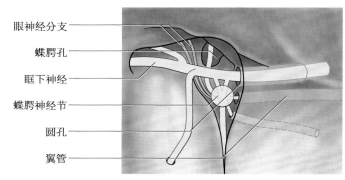

图 2-3-3
蝶腭神经节

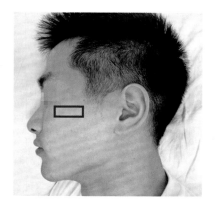

图 2-3-4　经翼腭窝上颌神经阻滞时超声探头定位

【超声引导穿刺方法】

准备·患者取患侧朝上侧卧位。选择高频线阵探头（6～13 MHz）。

方法·将超声探头与颧弓平行，紧贴于其下方放置（图 2-3-4），循着颧弓向前移动探头，当超声图像上同时显示上颌骨和下颌骨冠突时，采用多普勒模式可见上颌动脉在两者之间搏动，冠突深面的高亮回声线为翼突外侧板。使超声探头波束尽可能斜向上，指向颧弓深面、上颌骨后面区域，翼突外侧板与上颌骨之间的狭窄间隙即为翼腭窝（图 2-3-5、图 2-3-6）。

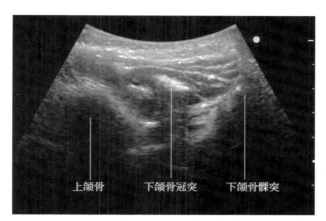

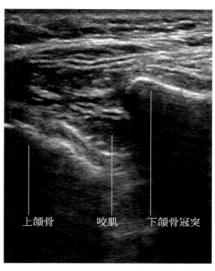

图 2-3-5　经翼腭窝上颌神经阻滞时超声图像
显示翼腭窝(低频全景)

图 2-3-6　经翼腭窝上颌神经阻滞时超声
图像显示翼腭窝注射位置

　　采用平面外技术可以较好地避开骨骼的阻挡,使得针尖到达翼腭窝顶部最深处。穿刺时需避免穿刺针伤及上颌动脉及其分支,而免得导致出血和血肿。当超声引导下见穿刺针进入翼腭窝后,尽可能使用 C 形臂 X 线机再次确认针尖位置,使得针尖侧位到达翼上颌裂的顶部,正位到达颚骨外侧眼眶底部(图 2-3-7)。穿刺到位推注药物前应试验性推注微量药液,排除穿刺针进入口腔或鼻腔。

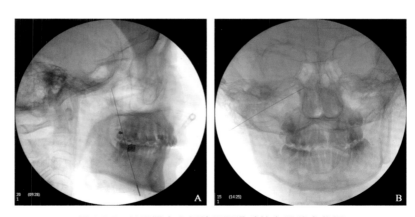

图 2-3-7　经翼腭窝上颌神经阻滞时针尖 X 线定位图
A. 侧位;B. 正位

　　蝶腭神经节位于上颌神经下方 2~5 mm 处,因此可以采用同样的穿刺方法,穿刺目标定在上颌神经下方 5 mm 处。

【适应证】

原发性三叉神经痛(上颌神经);非典型面痛;带状疱疹神经痛;上颌神经支配区域创伤;蝶腭神经痛;鼻炎的辅助治疗等。

【并发症】

局麻药毒性反应;损伤血管;面部淤血和血肿。

第四节　颏神经阻滞

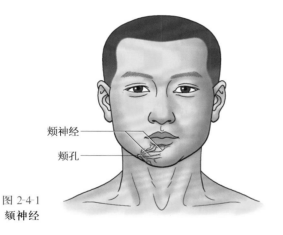

图 2-4-1
颏神经

颏神经
颏孔

【相关解剖】

颏神经为下颌神经的分支下齿槽神经的末梢支,在第二前下臼齿水平经颏孔穿出下颌骨,并向上折返分布。颏孔通常位于下颌第二前磨牙根部下方,下颌体上下缘连线中点,距正中线约 2.5 cm 处。颏神经与下牙槽动脉分支颏动脉伴行,经此孔通过,支配下颌和颏部皮肤黏膜的感觉(图 2-4-1)。

【超声引导穿刺方法】

准备·患者取仰卧位。采用高频线阵探头(6～13 MHz)。

方法·将超声探头置于下颌体表面、第二前臼齿下方、中线旁开 2.5 cm 左右处(图 2-4-2),在此处可以扫查到表现为高回声的下颌骨超声图像。缓慢从尾端向头端移动探头,直至找到超声图像中断处,即为颏孔。采用多普勒模式时,可见颏动脉搏动,它伴随颏神经一同穿出颏孔。

采用平面内或平面外技术进针,当针尖到达颏孔时推注药液(图 2-4-3)。需避免穿刺针进入颏孔。

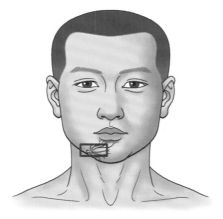

图 2-4-2　颏神经阻滞时超声探头定位

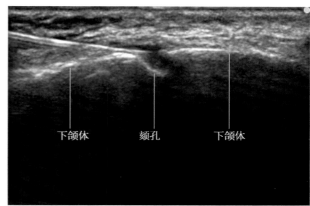

图 2-4-3　颏神经阻滞时超声图像显示颏孔

【适应证】

三叉神经痛（颏神经痛）；带状疱疹和带状疱疹后遗神经痛。

【并发症】

感染、淤血和血肿形成。

第五节　耳颞神经阻滞

【相关解剖】

耳颞神经来源于三叉神经第三支下颌神经的分支，为感觉神经。以两个根起源自下颌神经后干，于下颌颈内侧转向上行，自腮腺上缘穿出，在颞下颌关节和外耳道之间穿行，并发出耳支和颞支，向上攀升穿过颧弓根部，与颞浅动、静脉伴行，分布于颞部皮肤、颞下颌关节、外耳道的皮肤、鼓膜及耳前面的皮肤（图 2-5-1）。

【超声引导穿刺方法】

准备·患者取患侧向上侧卧位。采用高频线阵探头（6～13 MHz）。

方法·在耳屏前扪及颞下颌关节处的颞浅动脉搏动后，将超声探头（6～13 MHz）

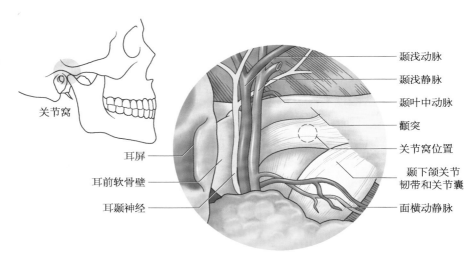

图 2-5-1　耳颞神经

横向置于颧弓和耳屏表面(图 2-5-2),仔细寻找颞浅动脉搏动,并用多普勒模式确认(图 2-5-3)。耳颞神经与该动脉伴行,常走行于动脉的后方。

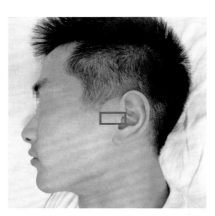

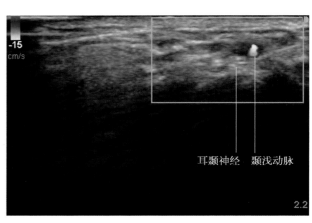

图 2-5-2　耳颞神经阻滞时超声探头定位　　图 2-5-3　耳颞神经阻滞时超声图像显示耳颞神经与颞浅动脉

采用平面内或平面外技术由前向后行耳颞神经阻滞。穿刺时需要越过颞浅动脉到达其后方,必须严格避免穿刺针穿入颞浅动脉。

【适应证】

带状疱疹神经痛;耳颞神经痛;咀嚼肌综合征;颞下颌关节紊乱等。

【并发症】

局麻药毒性反应；耳颞部淤血和血肿。

第六节 面神经阻滞

【相关解剖】

面神经是第Ⅶ对脑神经，为混合性神经，支配味觉、面部表情肌的运动及舌下腺、下颌下腺和泪腺的分泌。经茎乳孔出颅后向前于乳突与下颌支之间穿过腮腺，与颞浅动、静脉一起到达面部，并发出 5 支颅外分支，自上而下分别为颞支、颧支、颊支、下颌缘支和颈支（图 2-6-1）。

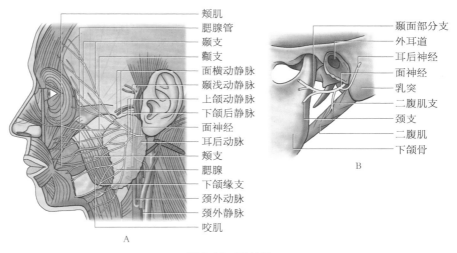

图 2-6-1 面神经
A. 颅外分支；B. 经茎乳孔出颅

【超声引导穿刺方法】

准备 · 患者取患侧向上侧卧位。采用高频线阵探头（6～13 MHz）。

方法 · 扪及乳突与下颌支，将探头横向置于乳突前缘和下颌支后缘间的中点（图 2-6-2），在超声下确认乳突、下颌支、颞浅动静脉，采用多普勒模式可辅助确认其位置关系(图 2-6-3)。

采用平面外技术,将穿刺针针尖进到颞浅动脉旁以接近面神经,必须避免穿刺针误伤颞浅动、静脉。

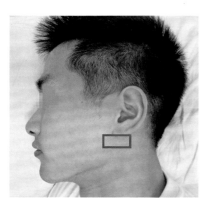

图 2-6-2　面神经阻滞时超声探头定位

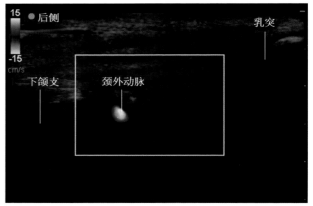

图 2-6-3　面神经阻滞时超声图像显示颈外动脉

【适应证】

面神经麻痹。

【并发症】

局麻药毒性反应;面部淤血和血肿。

第七节　舌咽神经阻滞

【相关解剖】

舌咽神经是第Ⅸ对脑神经,为混合性神经。经颈静脉孔出颅后先在颈内动、静脉间下降,经位于乳突尖内侧的茎突内侧,下行至茎突咽肌后呈弓形向前,经舌骨舌肌内侧达舌根,主要分支为舌支、咽支、鼓室神经、颈动脉窦支。运动纤维支配茎突咽肌,副交感纤维支配腮腺分泌,感觉纤维支配咽、咽鼓管和鼓室等处黏膜的感觉以及舌后 1/3 的味觉。颞骨茎突是行舌咽神经阻滞的标志(图 2-7-1)。

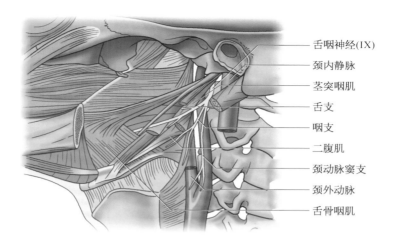

舌咽神经(IX)
颈内静脉
茎突咽肌
舌支
咽支
二腹肌
颈动脉窦支
颈外动脉
舌骨咽肌

图 2-7-1　舌咽神经解剖图

【超声引导穿刺方法】

准备·患者取患侧向上侧卧位。采用低频凸阵探头(2～5 MHz)。

方法·从颞骨乳突到下颌角作一连线，大部分患者的茎突位于此连线中点，将探头横向置于茎突横截面上(图 2-7-2)，在超声下确认乳突、下颌角、颈内动静脉。采用多普勒模式可辅助确认其位置关系(图 2-7-3)。

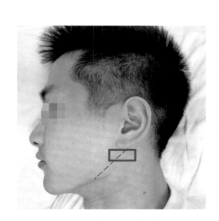

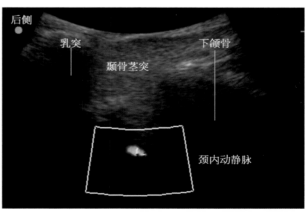

后侧
乳突　　　　下颌骨
颞骨茎突
颈内动静脉

图 2-7-2　舌咽神经阻滞时超声探头定位　　图 2-7-3　舌咽神经阻滞时超声图像显示颞骨乳突、颈内动静脉

采用平面外技术，将穿刺针向茎突内侧、颈内动、静脉之间方向进针，使针尖接近舌咽神经。穿刺过程中必须避免误伤颈内动、静脉。

【适应证】

舌咽神经痛;恶性肿瘤压迫引起的疼痛等。

【并发症】

局麻药毒性反应;血肿;迷走神经阻滞;舌麻痹。

第八节　颞下颌关节注射

【相关解剖】

颞下颌关节由下颌骨髁突、颞骨关节面、居于两者之间的关节盘、关节周围的关节囊和关节韧带(颞下颌韧带、蝶下颌韧带、茎突下颌韧带)组成(图 2-8-1),是头面部唯一的左右双侧联动关节,可进行开闭、前后、侧向运动。与其活动有关的肌肉包括颞肌、咬肌、翼外肌、翼内肌等,由下颌神经运动纤维支配,感觉由下颌神经分支支配。

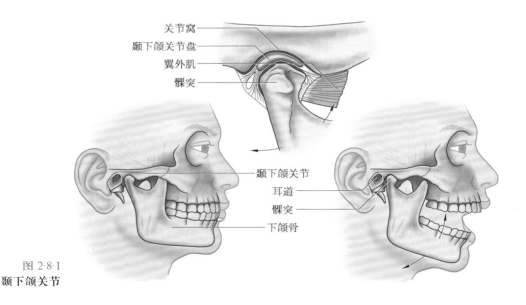

图 2-8-1
颞下颌关节

【超声引导穿刺方法】

准备·患者取患侧向上侧卧位。采用高频线阵探头(6～13 MHz)。

方法· 在耳屏与鼻翼之间作一连线,当患者张口或闭口时在这一连线上轻触颞下颌关节活动处,确认颞下颌关节后将超声探头纵向置于关节上(图 2-8-2),嘱患者张口、闭口,在颞骨与下颌骨髁突间可见颞下颌关节开闭活动(图 2-8-3)。

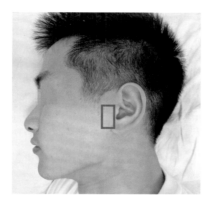

图 2-8-2
颞下颌关节注射时超声探头定位

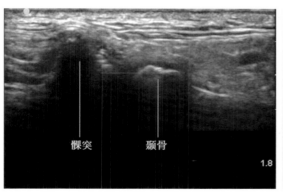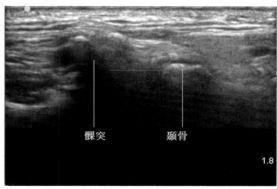

图 2-8-3 **颞下颌关节注射时超声图像**
A. 闭口时;B. 张口时

用穿刺针在实时超声引导下采用平面外技术行颞下颌关节注射。穿刺时避免穿刺针误伤周围血管。

【适应证】

颞下颌关节炎;筋膜炎;神经痛;创伤后疼痛;颞下颌关节功能紊乱等。

【并发症】

局麻药毒性反应;耳颞部淤血和血肿;面神经麻痹。

(吕莹莹 杜冬萍)

第三章
颈部疼痛

　　颈部包括颈椎椎体、椎间盘、颈椎骨关节、软骨及韧带、肌肉、筋膜等组织。一些退行性改变或其他致病因素而导致脊髓、神经、血管等组织受到损害，如压迫、刺激、失稳等，会出现疼痛症状。超声引导下对神经、肌筋膜等的注射治疗，可以缓解及治疗疼痛。

　　颈部的上部以下颌下缘、乳突到枕外隆凸的连线与头面部分界，下部以胸骨颈静脉切迹、胸锁关节、锁骨与肩峰的连线与胸部、上肢、背部分界。

　　颈部以胸锁乳突肌前后缘为标志可分为颈前区、胸锁乳突肌区和颈外侧区。胸锁乳突肌起于胸骨柄前面、锁骨上缘内 1/3，向后上止于乳突外侧。前斜角肌起于 C3～C6 椎体横突的前结节，止于第一肋骨；中斜角肌起于 C2～C6 椎体的后结节，止于第一肋骨上面；后斜角肌起于 C5～C7 椎体横突后结节，止于第二肋骨。肩胛提肌起于 C1～C4 椎体横突后结节，止于肩胛骨内侧角和脊柱缘的上部。

　　颈椎共有 7 块，C1、C2 和 C7 椎体因形态有所差异，称为特殊颈椎；其余 4 块颈椎形态基本相似，称为普通颈椎。普通颈椎由椎体、椎弓和突起三部分组成。第一颈椎，又称寰椎，由前后两弓及两个侧块相互连成环状，无椎体；棘突关节突，上与枕骨髁相连，下与枢椎构成关节。第二颈椎，又称枢椎，枢椎的齿突是限制寰椎水平移位的枢轴，椎体的前下缘成唇状突起，覆盖其下的椎间盘和 C3 椎体；枢椎上关节面呈凸形，下关节面是典型的颈椎关节突关节面，参与颈椎关节柱的组成。颈椎的横突短而宽，较小，中央部有椭圆形横突孔，横突末端分成横突前后结节，两结节间的深沟通过脊神经的前支。C7 椎体的横突只有后结节。颈椎的椎间关节又称关节突关节，由上一颈椎的下关节面和下一颈椎的上关节面组成，关节面近似水平位。颈椎的钩椎关节是由

C3～C7 椎体上面两侧缘向上突起的钩突与上一颈椎椎体下面相对应的斜坡样唇缘组成的。

第一节　颈神经根阻滞

【相关解剖】

颈神经根共有 8 根，C1 神经从 C1 椎体上方穿出，C8 神经从 C7 椎体下方穿出，其他颈神经从该颈椎上方穿出。颈神经根分别从相应的椎间孔发出后立即分为前支和后支。前支向前下走行，从横突的前后结节之间的脊神经沟穿出（图 3-1-1）。C1～C4 神经前支形成颈丛，C5～T1 神经前支形成臂丛。

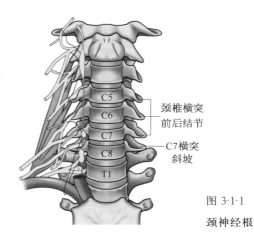

颈椎横突前后结节

C7横突斜坡

图 3-1-1
颈神经根

【超声引导穿刺方法】

准备·患者可取侧卧位，头偏向对侧。用高频线阵超声探头（6～13 MHz）。

方法·将超声探头置于胸锁乳突肌旁扫查（图 3-1-2）。在超声引导下可以观察到

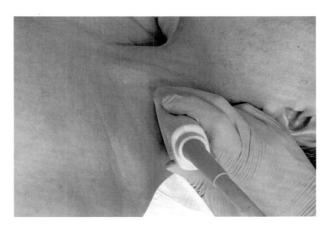

图 3-1-2
颈神经根阻滞时超声探头定位

颈椎横突前、后结节的两个骨性结构,以此为标志进行选择性颈神经根阻滞。在超声图像上神经根显现为位于两个横突前后结节形成的高回声"双驼峰"之间的低回声区域内,由于 C7 椎体横突没有前结节,只有宽大的后结节,所以在超声图像上呈现斜坡样高回声区域(图 3-1-3)。

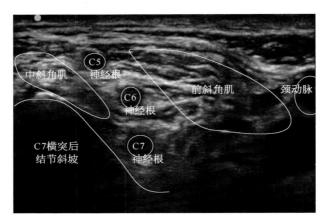

图 3-1-3 C7 神经根阻滞时超声图像

用高频线阵超声探头置于 C6 水平扫查,以获取颈椎横突前后结节的超声显像,类似于"双驼峰"图像,神经根位于两个"驼峰"中间,调整探头位置以获得最佳图像(图 3-1-4)。采用彩色多普勒模式可以确定椎动脉的位置,以避免损伤。

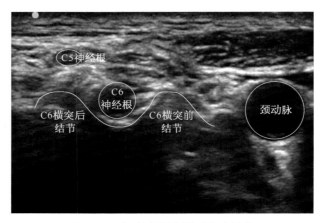

图 3-1-4 C6 神经根阻滞时超声图像

局部常规消毒,采用平面内技术,用 10 cm 长 22G 穿刺针穿刺,使针尖位置到达颈椎横突前后结节之间的颈神经根附近。常规注射前回抽,若无血、无脑脊液,可缓慢注入 1～2 ml 药液。退针后,局部按压,避免血肿形成。同样,将超声探头向头侧或尾侧移动,可以完成 C5(图 3-1-5)、C4(图 3-1-6)颈神经根阻滞。与 C6 椎体不同,C7 椎体没有前结节,后结节更长,超声显像为斜坡样,C7 神经根位于后结节的前方。

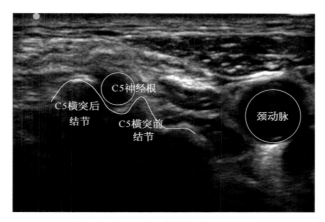

图 3-1-5　C5 神经根阻滞时超声图像

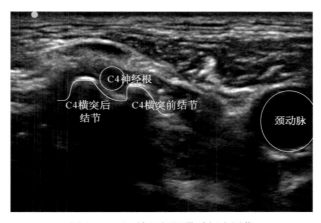

图 3-1-6　C4 神经根阻滞时超声图像

【适应证】

神经根性颈椎病、颈肩上肢带状疱疹等神经痛。

【禁忌证】

不合作者;局部或全身感染者;服用抗凝剂或有出血倾向者;局麻药过敏者。

【并发症】

局部的出血感染；药物误入血管，或被血管吸收出现药物中毒反应；神经损伤；误入硬膜外、硬膜下或蛛网膜下而引起严重并发症。

第二节　颈脊神经后内侧支阻滞

【相关解剖】

颈神经出椎间孔后立即分为颈神经前支和后支，后支一般都较细小，出椎间孔在横突处再分为后内侧支（图 3-2-1）和后外侧支。颈脊神经后内侧支主要分布于颈背部的深部肌肉、皮肤，形成返支，与上一颈椎脊神经后内侧支共同支配颈椎关节突关节及关节囊。由于颈椎脊神经后支发出的后内侧支环绕着相应的椎体关节柱的凸面，在超声检查中，纵向放置超声探头，在脊椎旁可以观察到颈内侧支所在的相邻两个小关节的"山谷"和"山峰"为关节突。

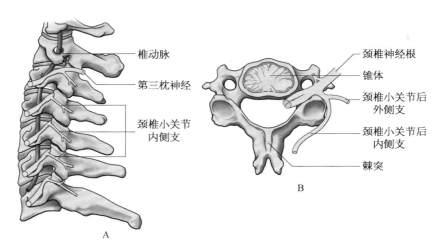

图 3-2-1　颈脊神经后内侧支
A. 侧位；B. 水平位

C1 神经后支称枕下神经，经寰椎后弓与椎动脉之间穿出，支配枕下三角诸肌。

C2 神经后支自寰椎后弓与枢椎椎板之间穿出，分为两支。内侧支为枕大神经，穿头半棘肌、斜方肌浅出,伴枕动脉分布于枕、头顶部的皮肤;外侧支支配夹肌、头最长肌、头半棘肌。

C3 神经后支的内侧支发出第三枕神经,分布于枕区下皮肤,外侧支参与 C2 神经后支的外侧支,分布于颈后肌。

C4～C8 神经后支的内、外侧支支配颈后肌,C4～C5 神经后支的内侧支分布于颈后皮肤。

【超声引导穿刺方法】

准备·患者取侧卧位。用高频线阵超声探头(6～13 MHz)。

方法·通过触诊确定阻滞侧的乳突,将高频线阵超声探头纵向放置扫查(图 3-2-2),确定乳突下缘,将探头向颈椎中心缓慢移动,确认 C1 和 C2 的关节柱,再往骶部移动,以确认所需阻滞的小关节所在,微微调整方向,直到看到颈神经内侧支所在的两个相邻小关节的"山谷"(图 3-2-3)。采用彩色多普勒模式可以确定椎动脉的位置,以避免损伤。

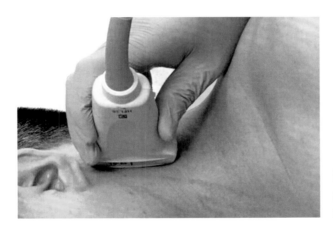

图 3-2-2
颈脊神经后内侧支阻滞时
超声探头定位

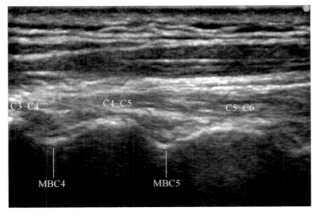

图 3-2-3
颈脊神经后内侧支阻滞时
超声图像

确认颈神经内侧支后,常规消毒,应用平面外技术,用 10 cm 长的 22G 穿刺针穿刺,方向为从前往后,直至针尖到达颈神经内侧支,回抽无血、无脑脊液,注入 1 ml 药液。退针后,局部按压,避免血肿形成。进针时应避免进入椎动脉和椎管内结构。

【适应证】

颈型颈椎病或颈肩上肢带状疱疹等神经痛。

【禁忌证】

不合作者;局部或全身感染者;服用抗凝剂或有出血倾向者;局麻药过敏者。

【并发症】

局部的出血、感染;神经损伤;药物误入血管或被血管吸收出现药物中毒反应;误入硬膜外、硬膜下或蛛网膜下而引起严重并发症。

第三节　颈椎小关节阻滞

【相关解剖】

颈椎小关节除了寰枕和寰枢关节外,其余的颈椎小关节都由相邻椎体的上、下关节突构成,均为真性关节(图 3-3-1),由关节囊包裹,颈椎关节囊上有丰富的神经分布(图 3-3-2)。每个颈椎小关节由 2 个脊髓节段的神经支配,即由同一脊髓及上一脊髓的脊神经内侧支支配。

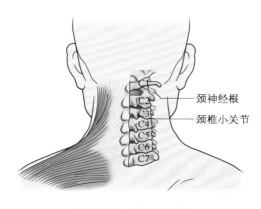

图 3-3-1　颈椎小关节

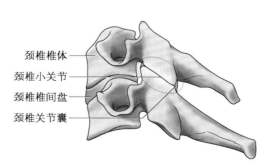

图 3-3-2　颈椎小关节和关节囊

【超声引导穿刺方法】

准备·患者取俯卧位。采用高频线阵超声探头。

方法·将超声探头纵向置于颈中央扫查(图 3-3-3),确认 C1、C2 及相应椎体的棘突。确定相应节段后,缓慢外移探头以获得颈椎小关节特征性的波浪状或锯齿状的超声声像图,可见位于上下关节突的两个高回声区和一个低回声区(图 3-3-4)。

确定需要注射的颈椎小关节后,局部消毒,应用平面内技术,用 10 cm 长的 22G 穿刺针穿刺,从尾侧向头侧进针,穿刺到位后,回抽无血、无气,缓慢注入 0.5～1 ml 药液。退针后,局部按压,避免血肿形成。

【适应证】

颈椎活动不当或过度引起的颈部疼痛或活动受限。

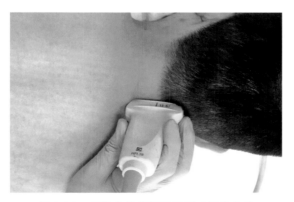

图 3-3-3　颈椎小关节阻滞时超声探头定位

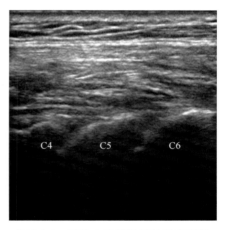

图 3-3-4　颈椎小关节阻滞时超声图像

【禁忌证】

不合作者;局部或全身感染者;服用抗凝剂或有出血倾向者;局麻药过敏者。

【并发症】

局部的出血、感染;神经损伤(由于颈椎小关节邻近脊髓及神经根,操作时应避免药物注入硬膜外或蛛网膜下腔,应避免神经损伤);严重中枢神经并发症(颈椎小关节前即是椎动脉,所以要避免药物误注入)。

第四节　颈浅神经丛阻滞

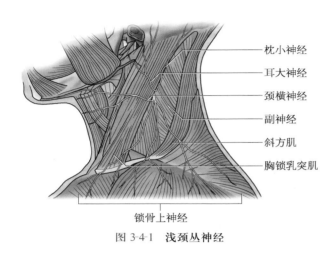

图 3-4-1　浅颈丛神经

右侧标注（自上而下）：
枕小神经
耳大神经
颈横神经
副神经
斜方肌
胸锁乳突肌
锁骨上神经

【相关解剖】

颈浅神经丛由 C1～C4 神经前支组成,位于肩胛提肌和中斜角肌的前方,胸锁乳突肌的深面。在胸锁乳突肌后缘的中点是颈浅神经丛较集中浅出深筋膜处,发出分支,分别为枕小神经、耳大神经、颈横神经、内侧锁骨上神经、中间锁骨上神经和外侧锁骨上神经,支配相对应区域的感觉和运动(图 3-4-1)。

【超声引导穿刺方法】

准备·患者取卧位,头偏向对侧。用高频线阵超声探头(6～13 MHz)。

方法·在胸锁乳突肌后缘平环状软骨水平,将高频线阵探头横向倾斜放置,选取合适角度进行扫查(图 3-4-2)。在超声检查中,在胸锁乳突肌后缘平环状软骨上缘处将高频线阵超声探头横向放置,可以显现耳大神经绕过胸锁乳突肌后缘,出现在该肌肉的浅面(图 3-4-3)。

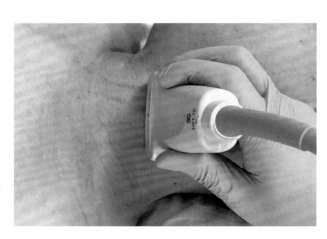

图 3-4-2
颈浅丛神经阻滞时
超声探头定位

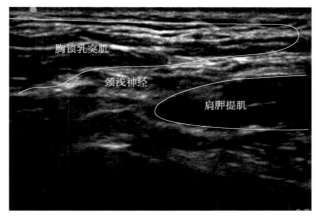

图 3-4-3 颈浅丛神经阻滞时超声图像

常规消毒，应用平面内技术，用 10 cm 长的 22G 穿刺针穿刺，到达胸锁乳突肌后缘及肩胛提肌上面的颈浅神经附近，回抽无血、无气，注入 5～8 ml 药液。退针后，局部按压，避免血肿形成。

【适应证】

颈肩部带状疱疹引起的神经痛；颈浅神经丛支配区疼痛（包括外伤、术后及恶性疾病引起的疼痛）。

【禁忌证】

不合作者；局部或全身感染者，服用抗凝剂或有出血倾向者；局麻药过敏者。

【并发症】

局部的出血、感染；神经损伤；药物误入血管，或血管吸收出现药物中毒反应。

第五节　颈深神经丛阻滞

【相关解剖】

颈深神经丛来源于 C1～C4 神经腹侧支（图 3-5-1）。每根神经分为升支和降支，汇聚融合构成颈神经丛,支配相应的颈部椎旁肌肉和深部肌肉,并在皮肤有明确的感觉支配区。颈深神经丛主要支配颈部深层肌、肩胛提肌、斜方肌、胸锁乳突肌、舌骨下肌群和膈。

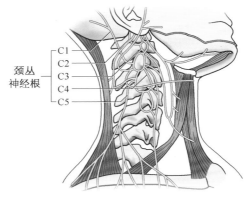

颈丛
神经根 — C1
C2
C3
C4
C5

图 3-5-1
颈深神经丛

【超声引导穿刺方法】

准备·患者取仰卧位,头偏向对侧。用高频线阵超声探头(6～13 MHz)。

方法·在胸锁乳突肌后缘平甲状软骨上缘 C4 水平,将高频线阵探头横向倾斜放置(图 3-5-2),选取合适角度进行扫查,鉴别出 C4 椎体横突的前、后结节超声显像,类似于"双驼峰"图像,神经根位于两个"驼峰"中间(图 3-5-3)。调整探头位置以获得最佳图像,采用彩色多普勒模式可以确定椎动脉的位置,以避免损伤。

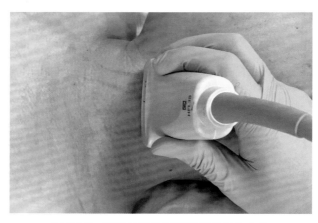

图 3-5-2　**颈深神经丛阻滞时超声探头定位**

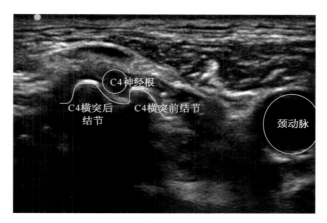

图 3-5-3　颈深神经丛阻滞时超声图像

采用平面内技术,用 10 cm 长 22G 穿刺针穿刺,使针尖到达 C4 椎体横突的前、后结节附近,回抽无血,缓慢注入 5~8 ml 药液。退针后,局部按压,避免血肿形成。

【适应证】

颈肩部带状疱疹引起的神经痛;颈深神经丛支配区疼痛(包括外伤、术后及恶性疾病引起的疼痛)。

【禁忌证】

不合作者;局部或全身感染者;服用抗凝剂或有出血倾向者;局麻药过敏者。

【并发症】

局部的出血、感染;神经损伤;误入血管,引起中枢中毒症状。

第六节　耳大神经阻滞

【相关解剖】

颈浅神经丛从胸锁乳突肌后缘中点穿出,发出分支,分别为枕小神经、耳大神经、颈横神经、内侧锁骨上神经、中间锁骨上神经和外侧锁骨上神经,支配相应区域的感觉和运动。耳大神经绕过胸锁乳突肌后缘中点，浅出筋膜，向前上方走行，主要支配耳郭、外耳道、下颌角及部分腮腺表面皮肤的感觉(图 3-6-1)。

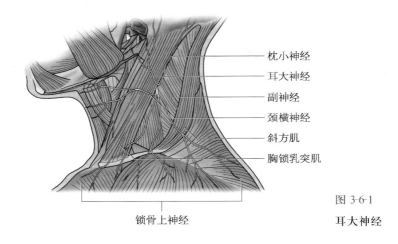

枕小神经
耳大神经
副神经
颈横神经
斜方肌
胸锁乳突肌

锁骨上神经

图 3-6-1
耳大神经

【超声引导穿刺方法】

准备·患者取卧位，头偏向对侧。用高频线阵超声探头(6~13 MHz)。

方法·在胸锁乳突肌后缘平环状软骨水平，将高频探头横向倾斜放置进行扫查(图 3-6-2)。选取合适角度，耳大神经将在同一画面出现两次，一处在胸锁乳突肌深部，一处为耳大神经绕过胸锁乳突肌后缘出现在该肌肉的浅面(图 3-6-3)。

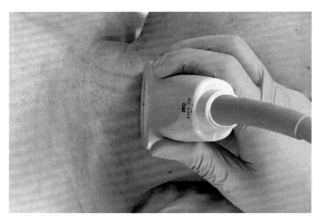

图 3-6-2　耳大神经阻滞时超声探头定位

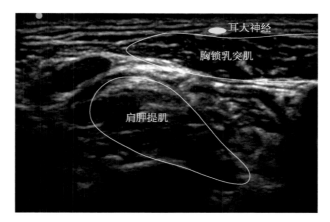

图 3-6-3　耳大神经阻滞时超声图像

确认耳大神经后,局部常规消毒,采用平面外技术,用 3 cm 长 22G 穿刺针穿刺,直至穿刺针到达胸锁乳突肌表面耳大神经附近,回抽无血,缓慢注入药液 2～4 ml。退针后按压局部,以防止血肿形成。

【适应证】

颈部神经痛的鉴别,颈枕部下颌处带状疱疹等神经痛的治疗。

【禁忌证】

不合作者,局部或全身感染者,服用抗凝剂或有出血倾向者,以及局麻药过敏者。

【并发症】

局部的出血、感染;神经损伤;误入血管,引起中枢中毒症状。

第七节　枕大神经阻滞

【相关解剖】

枕大神经主要包括 C2 神经后内侧支,还接受了小部分 C3 神经后支的一部分,从 C2/C3 椎间孔发出后,向头侧方向走行,在头下斜肌和头半棘肌之间,与枕动脉伴行,分布于头枕部、头顶中部及前额,支配部分头皮的感觉(图 3-7-1)。枕动脉是超声引导下神经阻滞的标志。

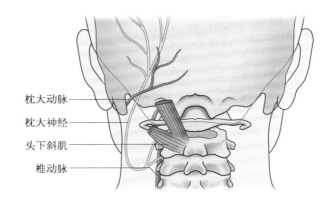

枕大动脉

枕大神经

头下斜肌

椎动脉

图 3-7-1
枕大神经

【超声引导穿刺方法】

准备·患者取坐位,屈颈并将前额置于前方操作台的垫子上固定;或取俯卧位,固定头部(图 3-7-2)。用高频线阵超声探头(6～13 MHz)。

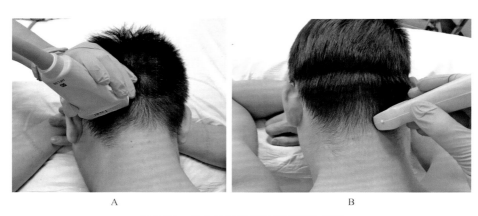

A　　　　　　　　　　　　　B

图 3-7-2　**枕大神经阻滞时超声探头定位**

A.坐位或俯卧位,屈颈并固定头部(操作方法一);B.坐位或俯卧位,屈颈并固定头部(操作方法二)

方法一·将高频线阵超声探头横向置于患者的颈项线,通过彩色多普勒检查,找到枕动脉。枕大神经紧贴着枕动脉,在超声图像上显示为枕动脉内侧圆形或椭圆形低回声影(图 3-7-3)。确认枕神经后,局部常规消毒,采用平面外技术,用 3 cm 长 22G 穿刺针刺达枕神经附近,回抽无血,缓慢注入药液 2～4 ml。退针后按压局部,防止血肿形成。

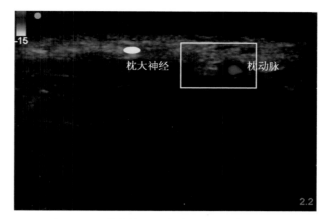

图 3-7-3　枕大神经阻滞时超声图像(方法一)

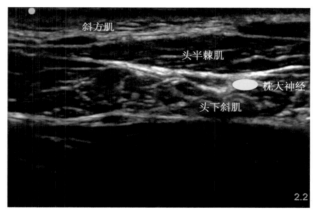

图 3-7-4　枕大神经阻滞时超声图像(方法二)

　　方法二·将高频线阵超声探头置于头下斜肌长轴方向位置,在超声引导下,显示头半棘肌在头下斜肌上方,枕大神经就在两者之间(图 3-7-4)。确认枕大神经后,局部常规消毒,采用平面外技术,用 3 cm 长 22G 穿刺针刺达枕大神经附近,回抽无血,缓慢注入药液 2～4 ml。退针后按压局部以防止血肿形成。

【适应证】

　　颈部神经痛的鉴别;颈枕部带状疱疹等神经痛的治疗。

【禁忌证】

不合作者;局部或全身感染者;服用抗凝药或有出血倾向者;局麻药过敏者。

【并发症】

局部的出血、感染;神经损伤。

第八节　第三枕神经阻滞

【相关解剖】

第三枕神经起源于第三颈神经后支的中间支,在背内侧围绕 C3 椎体上关节突,主要支配 C2/C3 椎体的小关节。然后穿斜方肌浅出,在枕大神经内侧向上延伸,分布于同侧枕骨下区域(图 3-8-1)。

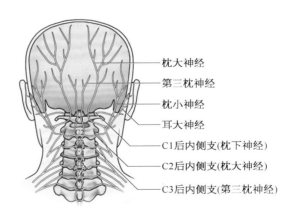

枕大神经

第三枕神经

枕小神经

耳大神经

C1后内侧支(枕下神经)

C2后内侧支(枕大神经)

C3后内侧支(第三枕神经)

图 3-8-1
第三枕神经

【超声引导穿刺方法】

准备·患者取侧卧位。用高频线阵超声探头(6～13 MHz)。

方法·用高频线阵超声探头纵向放置于乳突后(图 3-8-2),在超声引导下辨别乳突下缘,然后将探头内移,显示 C1、C2 椎体的齿突,再向尾侧移动,直至清晰辨识出 C2/C3 椎体的小关节。轻微旋转探头,在 C2/C3 椎体小关节上方可见第三枕神经横跨过,表现为低回声内的强回声点,同时可见 C2/C3 椎体小关节以及 C3/C4 椎体小关节间"峡谷"中的 C3 神经内侧支(图 3-8-3)。

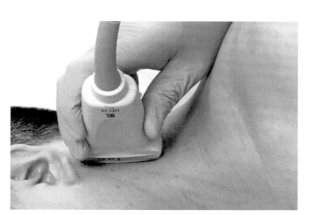

图 3-8-2　第三枕神经阻滞时超声探头定位

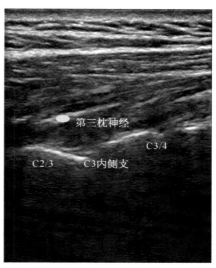

图 3-8-3　第三枕神经阻滞时超声图像

确认第三枕神经后,局部消毒,应用平面外技术,用 10 cm 长的 22G 穿刺针穿刺,由前向后进针,到达第三枕神经附近,回抽无血,注入 2 ml 药液。退针后,局部按压,避免血肿形成。由于该区域血管丰富,椎动脉与第三枕神经位置接近,操作时应密切观察患者反应,以防误入血管,一旦发生,可引起患者严重的中枢神经系统中毒反应。

【适应证】

颈椎病枕部疼痛的患者。

【禁忌证】

不合作者;局部或全身感染者;服用抗凝剂或有出血倾向者;局麻药过敏者。

【并发症】

严重的中枢神经系统中毒反应;神经损伤;药物误入硬膜外或蛛网膜下隙。

第九节　星状神经节阻滞

【相关解剖】

星状神经节是指颈胸部或颈下的交感神经节，由下颈部交感神经节和 T1 交感神经节融合而成。它位于 C7 和 T1 椎体横突前方颈长肌的前面，椎动脉的前内侧，颈总动脉和颈静脉后中间，在气管和食管外侧（图 3-9-1）。为了防止气胸，一般阻滞平面选择在 C6 水平。

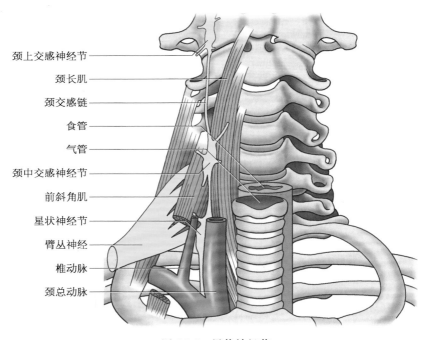

颈上交感神经节
颈长肌
颈交感链
食管
气管
颈中交感神经节
前斜角肌
星状神经节
臂丛神经
椎动脉
颈总动脉

图 3-9-1　星状神经节

【超声引导穿刺方法】

准备·患者取平卧位，头稍偏向对侧。用高频线阵超声探头（6～13 MHz）。

方法·在环状软骨切迹水平，将高频探头横向放置进行扫查（图 3-9-2）。找到 C6 平面，可以看到 C6 椎体和特有的"双驼峰"椎体横突的前后结节、C6 神经根、颈动脉和颈长肌；或找到 C7 水平，可以看到特征性的斜坡样 C7 椎体的后结节(图 3-9-3)。颈长肌表面为星状神经节所在疏松结缔组织，星状神经节呈低回声，为图 3-9-3 中实心五角星所示部位。但星状神经节并不是每次均能在 B 超图像中显现，在行星状神经节阻滞时，并不强求寻找星状神经节，在图 3-9-3 中空心五角星所示的疏松结缔组织内注射也可达到良好的效果。

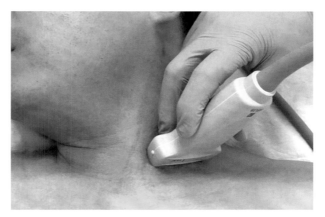

图 3-9-2　星状神经节阻滞时超声探头定位

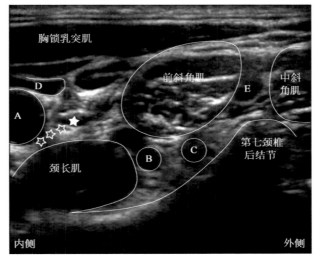

图 3-9-3　星状神经节阻滞时超声图像
A:颈动脉；B:椎动脉；C:C7 神经根；D:被压瘪的颈内静脉；E:臂丛

　　位置确认后，通过彩色多普勒模式选择穿刺途径。局部常规消毒，采用平面内技术用 10 cm 长穿刺针穿刺，到达颈动脉外侧颈长肌表面，避开重要的血管(甲状腺下动脉、椎动脉），回抽无血，注入 5～8 ml 药液。退针后按压局部以防止血肿形成。

【适应证】

（1）头、颈及上胸部带状疱疹引起的神经痛。

（2）反射性交感神经萎缩症（幻肢痛，灼痛），多汗症。

（3）心肌梗死后交感性疼痛。

（4）头面部疾病（偏头痛、紧张性头痛、丛集性头痛、颞动脉炎、脑血管痉挛、末梢性面神经麻痹、非典型面痛等）。

（5）耳鼻喉科疾病（突发性耳聋、耳鸣、过敏性鼻炎等）。

（6）伴有循环障碍的疼痛（雷诺综合征、闭塞性动脉疾病等）。

（7）全身性疾病的辅助治疗。

【禁忌证】

不合作者；局部或全身感染者；服用抗凝剂或有出血倾向者；局麻药过敏者。

【并发症】

局部的出血、感染；神经损伤；附近脏器损伤（气管、甲状腺损伤，并发气胸等）；误入血管，引起中毒反应。

第十节　膈神经阻滞

【相关解剖】

膈神经主要来源于 C4 神经，以及 C3、C5 的部分神经纤维。左、右膈神经均含有运动、感觉和交感神经纤维，支配相应侧半膈及膈中心腱的运动和感觉。心包膜和纵隔胸膜的交感神经纤维和感觉神经纤维也来自膈神经。

膈神经在胸锁乳突肌深面伴随颈内静脉下行，在环状软骨水平与臂丛非常接近，然后继续下行，离开臂丛，在胸锁乳突肌后缘中下部走行到前斜角肌顶点（图 3-10-1）。在此处，可以从超声图像上辨认膈神经。

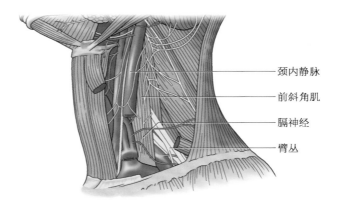

颈内静脉

前斜角肌

膈神经

臂丛

图 3-10-1　膈神经

【超声引导穿刺方法】

准备·患者取平卧位,头偏向对侧。用高频线阵超声探头(6～13 MHz)。

方法·在胸锁乳突肌后缘中下 1/3 交界处,将高频线阵超声探头横向放置进行扫查(图 3-10-2)。调整角度,膈神经表现为一个被强回声神经束膜包裹的低回声椭圆形单束状结构,位于胸锁乳突肌后缘下方,前斜角肌顶点上(图 3-10-3)。

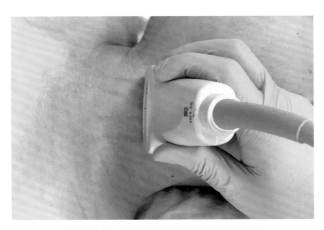

图 3-10-2　膈神经阻滞时超声探头定位

局部常规消毒,采用平面内技术,用 10 cm 长 22G 的穿刺针穿刺,注意避开血管,仔细回抽无血和脑脊液后,缓慢注入 3 ml 药液。退针后按压局部以防止血肿形成。由于该区域血管丰富,颈内动脉静脉位置接近,操作时应密切观察患者反应,以防误入

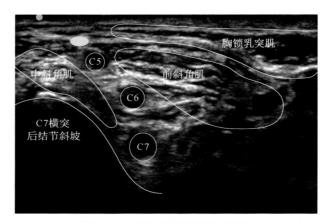

图 3-10-3　膈神经阻滞时超声图像

血管,一旦发生,可引起患者严重的中枢神经系统中毒反应。与臂丛神经部位接近,避免神经的损伤,避免药物注入硬膜外或蛛网膜下腔。

【适应证】

用于治疗顽固性呃逆,也可以诊断性治疗以判断膈神经是否参与肿瘤或脓肿及其他因素引起的膈下疼痛。

【禁忌证】

不合作者;局部或全身感染者;服用抗凝药或有出血倾向者;局麻药过敏者。

【并发症】

局部出血、感染;误入颈内动静脉,引起中毒反应;臂丛损伤;误入硬膜外或蛛网膜下腔。

（周　瑾）

第四章

肩部疼痛

肩关节是全身活动范围最大的关节,临床上肩痛及肩部活动受限非常常见。高频超声检查利用软组织与骨皮质间良好的声阻抗差异,能清晰地显示肩关节及关节周围肌群。

超声引导能显著提高肩部疼痛治疗的精确性。超声引导下肩部注射能够显著提高穿刺的成功率,提高疗效,减少并发症。该治疗技术临床效果显著,已经成为解决肩痛非常有效的治疗方案。

第一节　肱二头肌长头肌腱炎注射

【相关解剖】

肱二头肌长头肌腱起源于肩胛骨的盂上结节(图 4-1-1),穿过肱骨大、小结节间沟,最终在三角肌止点处与短头汇合,远端附着于桡骨结节上。肱骨小结节处是肱二头肌长头肌腱活动的支点,着力最大,容易发生肌腱炎。肱二头肌长头肌腱断裂时,肌腱挛缩,上臂中部可形成隆起,即 Popeye 征阳性(图 4-1-2)。

【超声引导穿刺方法】

准备·患者取坐位或仰卧位,患侧上臂自然摆放于身体侧方(图 4-1-3)。采用高频线阵探头(6～13 MHz)。

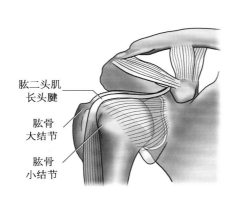

肱二头肌
长头腱

肱骨
大结节

肱骨
小结节

图 4-1-1　肱二头肌长头肌腱

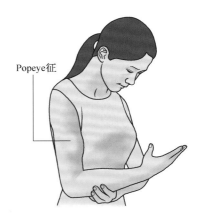

Popeye 征

图 4-1-2　Popeye 征

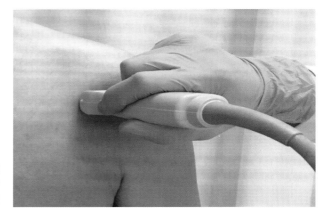

图 4-1-3
肱二头肌长头肌腱结
节间沟超声探头定位

　　方法·将超声探头垂直于上臂,放置在肱骨近端的大、小结节间沟,以短轴扫描,探查肱二头肌长头腱,显示为卵圆形结构(图 4-1-4),并被横韧带覆盖。MRI 可显示肱二头肌长头肌腱腱鞘积液(图 4-1-5),此时超声检查可见肌腱周围低回声液性暗区(图 4-1-6)。

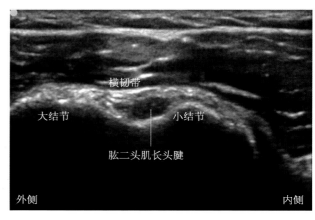

横韧带

大结节　　　　　小结节

肱二头肌长头腱

外侧　　　　　　　　　　　　　　　内侧

图 4-1-4
肱骨大、小结节间沟内的肱二头肌长
头肌腱的超声短轴扫描图像

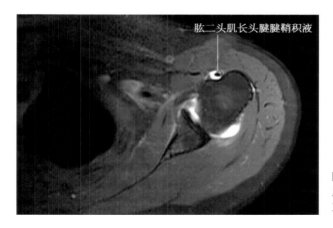

图 4-1-5
肩关节 MRI 轴切面图像显示肱二头肌长头肌腱和腱鞘积液

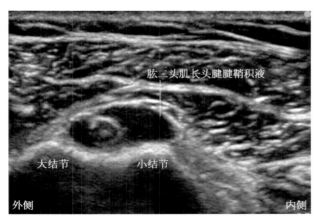

图 4-1-6
超声图像显示肱二头肌长头肌腱鞘积液

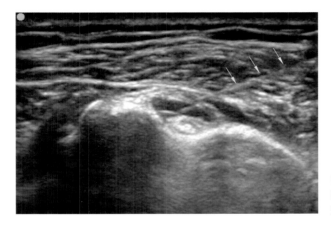

图 4-1-7
超声引导下穿刺肱二头肌腱鞘，并抽液(箭头所示为穿刺针)

　　采用平面内进针,使针尖到达肌腱上方,抽除肱二头肌长头肌腱腱鞘积液或进行药物注射(图 4-1-7)。注意药液扩散范围,确认不在肌腱内后注射。若注射时遇到明显阻力,应立即停止注射,调整针尖位置。

【适应证】

肱二头肌长头肌腱炎伴局部压痛、活动受限。

【并发症】

肌腱损伤;局部感染、血肿或瘀斑等。

第二节　肩峰下滑囊(肩峰下‐三角肌下滑囊)注射

【相关解剖】

肩峰下滑囊又称肩峰下‐三角肌下滑囊,分为肩峰下和三角肌下两部分,两者中间有时有一薄的分隔,但大多数时候是相通的。肩峰下‐三角肌下滑囊位于肩峰、喙肩韧带和三角肌深面筋膜的下方(图 4-2-1,图 4-2-2)。三角肌分三束,前部肌束起自锁骨外侧 1/3 的前上面和肩峰前面,中部肌束起自肩峰外侧缘,后部肌束起自肩胛冈,肌束止于肱骨体外侧的三角肌粗隆(图 4-2-3)。

肩峰下‐三角肌下滑囊是人体最大的滑囊,滑囊和肩关节腔之间隔以肩袖,因此,肩袖完全撕裂后可导致该滑囊与肩关节腔相通。

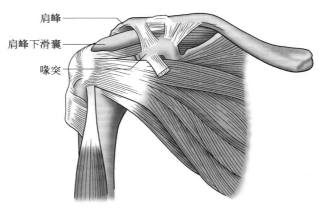

图 4-2-1
肩峰下滑囊

肩峰
肩峰下滑囊
喙突

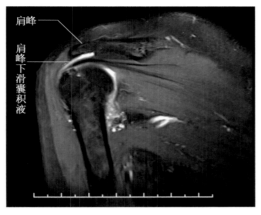

图 4-2-2　增强 MRI 显示肩峰下-三角肌下滑囊
（滑囊积液）

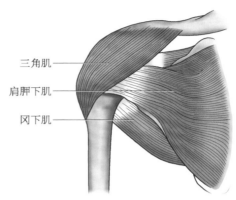

图 4-2-3　三角肌

【超声引导穿刺方法】

准备·患者取坐位。采用高频线阵探头（6～13 MHz）。

方法·将超声探头以冠状位平行放置于肩峰外侧端（图 4-2-4），可见附着于肩峰的三角肌及位于肩峰下的冈上肌腱，肌腱通常呈高回声。让患者外展肩关节，可观察到冈上肌在肩峰下滑动。肩峰下滑囊位于冈上肌腱上方，如果有积液该滑囊在超声图像中呈低回声暗区（图 4-2-5）。可将探头从肩峰向肱骨大结节移动，动态检查肩峰下-三角肌下滑囊，观察三角肌与冈上肌之间的滑囊层是否有明显低回声区（图 4-2-6）。

采用平面内进针技术，在滑囊积液处抽液或者注射药物（图 4-2-7）。

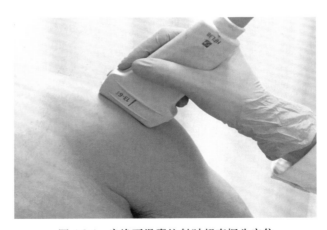

图 4-2-4　肩峰下滑囊注射时超声探头定位

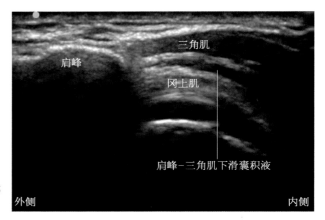

图 4-2-5
超声图像显示肩峰下滑囊积液

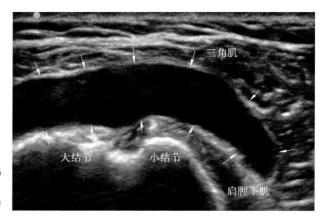

图 4-2-6
超声图像显示三角肌下滑囊积液
（箭头所包围的液性暗区为滑囊积液）

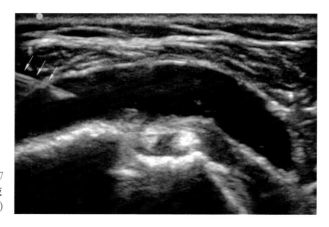

图 4-2-7
超声引导下进行三角肌下滑囊抽液
（白色箭头所示为穿刺针）

【适应证】

肩峰下滑囊炎;肩峰撞击综合征;肩袖损伤等。

【并发症】

局部感染、血肿或瘀斑;肌腱等组织损伤。

第三节　喙突下滑囊炎注射

【解剖】

喙突下滑囊位于喙突下方,其深面为肩胛下肌,浅面为喙突,附着于喙突的喙肱肌和肱二头肌短头肌腱(图 4-3-1)。肩部外伤或劳损都会引起喙突下滑囊的炎症反应,导致滑囊积液。增强 MRI 可清晰地显示喙突下滑囊积液(图 4-3-2)。

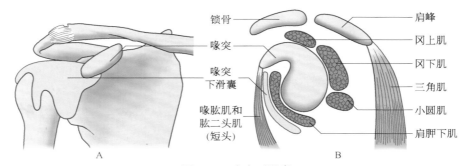

图 4-3-1　喙突下滑囊
A. 前后位;B. 侧位

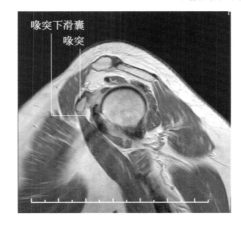

图 4-3-2
矢状位增强 MRI 显示喙突下滑囊

【超声引导穿刺方法】

准备 · 患者取坐位。使用高频线阵探头(6～13 MHz)。

方法 · 将探头垂直于结节间沟放置,确认大、小结节及肱二头肌长头腱后,探头向内侧移动,可见内侧的喙突(图 4-3-3)。喙突在超声图像中呈现骨皮质高回声影,下方为低回声吸收区。在此位置,可见肩胛下肌及其浅方的三角肌(图 4-3-4)。

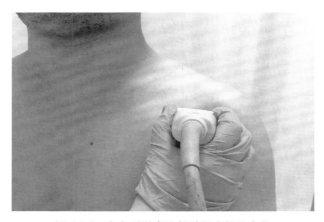

图 4-3-3　喙突下滑囊注射时超声探头定位

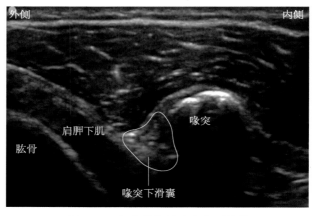

图 4-3-4　超声图像显示喙突下滑囊

采用平面内技术,将穿刺针穿刺至喙突下滑囊,推注药物。如果喙突下滑囊有粘连或钙化,可调整穿刺针多次推注药物,以保证药物弥散至整个滑囊。要避免在喙突上肌腱附着处在肌腱内注射。

【适应证】

肩部外伤或慢性劳损引起的喙突下滑囊炎。

【并发症】

肌腱损伤；局部感染、血肿或瘀斑等。

第四节　肩锁关节注射

【相关解剖】

肩锁关节是肩峰内端与锁骨肩峰端构成的关节（图4-4-1），在体表可触摸到。肩锁关节囊较松弛，在上提肩部时，关节之间可以看到一个小凹陷。举重运动员或举哑铃锻炼者容易发生锁骨末端的微小骨折，也被称为锁骨远端骨溶解（distal clavicular osteolysis，DCO），而引起肩锁关节损伤（图4-4-2）。

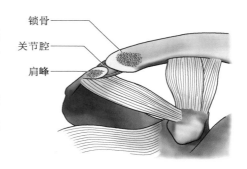

图 4-4-1　肩锁关节

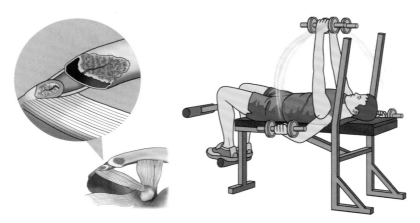

图 4-4-2　举哑铃等动作易引起肩锁关节损伤

【超声引导穿刺方法】

准备·患者取坐位。采用高频线阵探头(6～13 MHz)。

方法·将超声探头置于肩峰外侧段(图 4-4-3),然后向内朝锁骨方向移动,便可见典型的肩锁关节超声图像:肩峰的锁骨关节面和锁骨的肩峰关节面的骨皮质呈高信号,后方呈低回声区,肩锁关节呈倒三角形,并可见上方关节囊(图 4-4-4)。

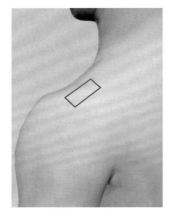

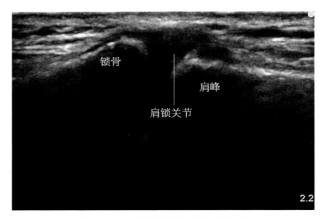

锁骨

肩峰

肩锁关节

2.2

图 4-4-3　肩锁关节注射时超声探头定位　　　　图 4-4-4　超声图像显示肩锁关节

采用平面外技术,将穿刺针穿破肩锁关节上方关节囊,进入肩锁关节,推注药物时可在超声图像中见关节腔内药物弥散范围。注射药物后可见关节囊膨起。

【适应证】

肩锁关节损伤且肩锁韧带和喙锁韧带未完全撕裂者。

【并发症】

局部感染、血肿或瘀斑等。

第五节　肩关节腔(盂肱关节)注射

【相关解剖】

盂肱关节由肱骨头和关节盂构成(图 4-5-1),盂肱关节的两个相对关节面不对称,稳定性较差。由于缺乏足够的骨性限制,盂肱关节的稳定性主要靠关节囊、韧带和关节周围肌肉来维持。盂肱关节的关节囊韧带主要包括盂肱上、中、下韧带和喙肱韧带(图 4-5-2、图 4-5-3)。肱二头肌长头腱附着于上盂唇,不仅能起阻止肱骨头上移的作用,在肩关节不稳定时还可以起代偿作用。

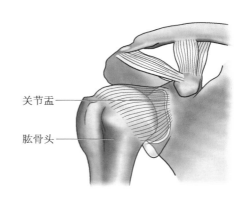

图 4-5-1　盂肱关节

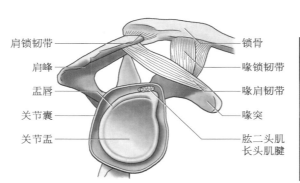

图 4-5-2　盂肱关节的关节囊周围韧带

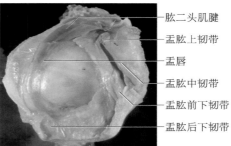

图 4-5-3　盂肱关节的关节囊内韧带

【超声引导穿刺方法】

1. 后入路

准备·患者取患侧向上侧卧位,并将患侧的手放置于对侧肩部。采用高频线阵探头(6～13 MHz)。

方法·将超声探头平行肩胛冈放置(图 4-5-4),超声图像中可清晰显示冈下肌、肱

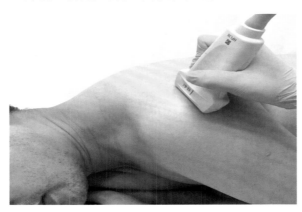

图 4-5-4
后入路盂肱关节注射时超声探头定位

骨、关节盂。高回声的三角形后唇附着于关节盂边缘。

采用平面内技术,将穿刺针从外侧斜向后进行关节腔穿刺(图 4-5-5)。

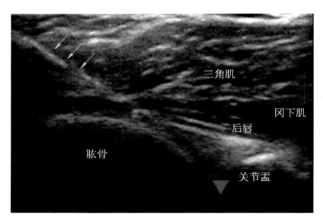

图 4-5-5　后入路盂肱关节注射时超声图像,红色三角所示
为关节腔目标注射点

2. 前入路

准备·患者取平卧位。采用高频线阵探头(6~13 MHz)。

方法·必须让患者使其肱骨头尽量外旋并撑开关节囊,将超声探头置于肩峰下方、喙突、肱骨头所形成的三角形中央(图 4-5-6)。超声图像中可见内侧喙突、肩胛下肌、肱骨、关节盂。关节盂在肩胛下肌深方呈高回声(图 4-5-7)。

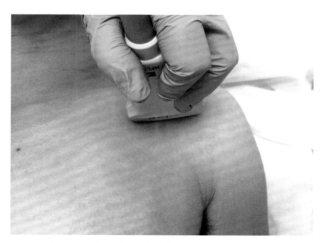

图 4-5-6　前入路盂肱关节注射时超声探头定位

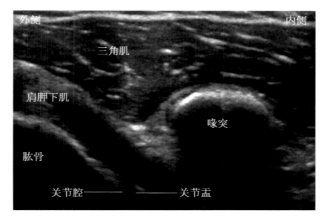

图 4-5-7 前入路盂肱关节注射时超声图像

一般采用平面外进针方式进入关节腔。

【适应证】

肩关节骨关节炎。

【并发症】

局部感染、血肿或瘀斑；关节盂唇损伤等。

第六节 冈上肌腱炎注射

【相关解剖】

冈上肌位于肩胛骨冈上窝内，斜方肌的深面。起自冈上窝，向外行止于肱骨大结节的上部，与肩关节囊紧密结合，形成肩袖的顶和肩峰下滑囊的底（图 4-6-1）。老年人因退化等原因可在肱骨大结节处形成冈上肌腱钙化，引起肩部疼痛

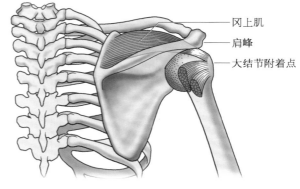

图 4-6-1 冈上肌

（图 4-6-2）。肩袖损伤中最常见的便是冈上肌腱损伤，损伤位置多见于肩峰下和大结节附着端（图 4-6-3）。冈上肌收缩使肩关节外展。

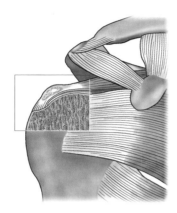

图 4-6-2　冈上肌大结节处肌腱钙化

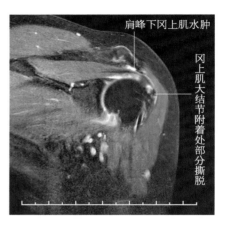

图 4-6-3　MRI T1W/SPIR 显示冈上肌在肩峰下和大结节附着端处损伤

【超声引导穿刺方法】

准备·患者取坐位。为了较好地观察冈上肌腱，上肢最好完全内旋，使肩关节呈过伸位，并使肘关节屈曲，将前臂朝向后方，手掌放于对侧肩胛骨处，称为 Crass 体位（图 4-6-4）。通过这个体位，使冈上肌旋转得更靠前，而肩峰远离肌腱，使得肌腱能被

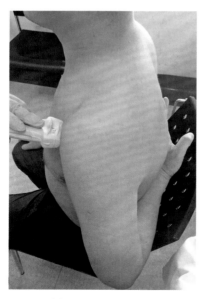

图 4-6-4　Crass 体位

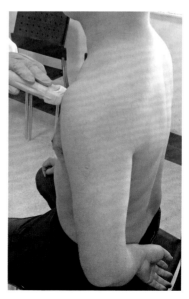

图 4-6-5　改良 Crass 体位

完整地观察到。如果患者疼痛明显，可取改良 Crass 体位，即手掌放于同侧臀部，做手插裤子后面口袋的动作（图 4-6-5）。采用高频线阵探头（6～13 MHz）。

　　方法 · 将超声探头置于肱骨大结节处（图 4-6-6），动态观察冈上肌形态。当上肢自然下垂时，冈上肌紧贴大结节（图 4-6-7），将上肢采用 Crass 体位，冈上肌显露，表现为鸟嘴样的高回声信号，止于大结节（图 4-6-8）。

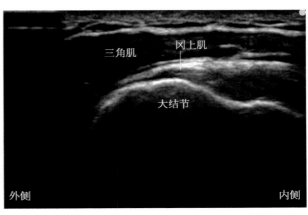

图 4-6-7　当手臂自然下垂时，超声图像显示冈上肌紧贴大结节

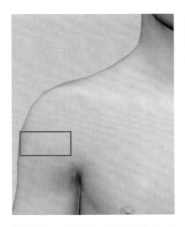

图 4-6-6　将探头置于肱骨大结节处

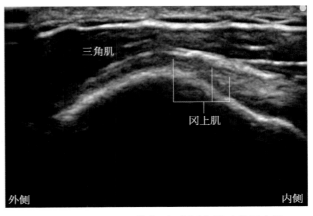

图 4-6-8　采用 Crass 体位，超声图像显示的冈上肌

　　将超声探头置于肩峰位置（图 4-6-9），可见肩峰下冈上肌形态（图 4-6-10），可外展上臂，动态观察冈上肌收缩。冈上肌腱钙化是肩部疼痛的常见病因，X 线平片显示肱骨大结节附近冈上肌腱钙化影（图 4-6-11）。肩袖钙化在肩关节超声图像中通常位于冈上肌腱大结节止点位置（图 4-6-12）。

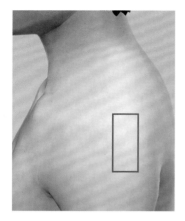

图 4-6-9 将探头置于肩峰,探查肩峰下冈上肌形态

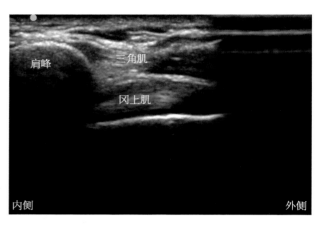

图 4-6-10 超声图像显示肩峰下冈上肌和外展的上肢,并可见冈上肌在肩峰下滑动

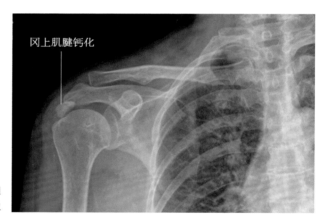

图 4-6-11 冈上肌腱钙化的 X 线影像

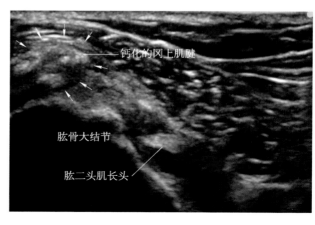

图 4-6-12 超声图像显示冈上肌腱钙化(白色箭头所包绕的范围)

采用平面内技术,使穿刺针刚好到达冈上肌腱上方,注意药液扩散范围,确认不在肌腱内时注射。若注射时遇明显阻力应立即停止注射,调整穿刺方向。

【适应证】

冈上肌肌腱炎;冈上肌腱钙化;冈上肌腱部分撕裂;肩峰下撞击综合征等。

【并发症】

肌腱损伤;局部感染、血肿或瘀斑等。

第七节 冈下肌腱炎注射

【相关解剖】

冈下肌起自冈下窝,经关节囊的后面,止于肱骨大结节中份,肌纤维向上外逐渐集中形成扁腱,构成肩袖的后份(图 4-7-1)。冈下肌部分被三角肌和斜方肌遮盖,较冈上肌发达。冈下肌与小圆肌共同作用使肩关节外旋。

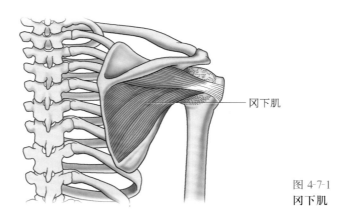

冈下肌

图 4-7-1
冈下肌

【超声引导穿刺方法】

准备·患者取坐位,前臂横于前胸,手掌放于对侧肩部。采用 6～13 MHz 高频线阵探头。

方法·将超声探头平行肩胛冈放置,可先寻找关节盂(图 4-7-2),在关节盂后方确认冈下肌,该肌在超声图像中呈鸟嘴样附着于肱骨大结节中部(图 4-7-3、图 4-7-4)。

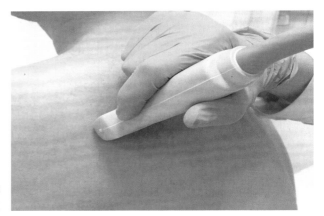

图 4-7-2
冈下肌探查时超声探头定位

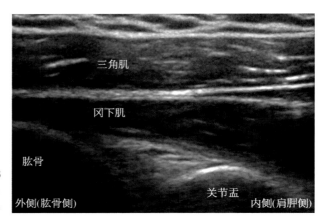

图 4-7-3
超声图像显示冈下肌位于肩关节的后面,其浅面为三角肌

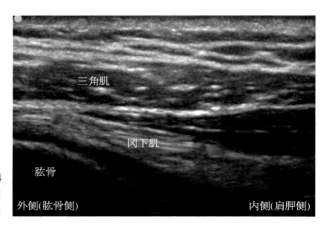

图 4-7-4
超声图像显示冈下肌附着于肱骨大结节中部,呈鸟嘴样形态

采用平面内技术,使穿刺针刚好到达肌腱表面,注意药液扩散范围,确认不在肌腱内时注射。若注射时遇明显阻力,应立即停止注射。

【适应证】

冈下肌肌腱炎。

【并发症】

肌腱损伤;局部感染、血肿或瘀斑等。

第八节　肩胛下肌腱炎注射

【相关解剖】

肩胛下肌起自肩胛下窝的内 2/3、肩胛腋缘前面下 2/3 和肩胛下筋膜,肌纤维向外逐渐汇集,移行成扁腱,经肩关节囊前面,止于肱骨小结节及关节囊前壁(图 4-8-1)。肩胛下肌收缩,使肱骨内收并旋内,当臂上举时将肱骨头拉向前下方。

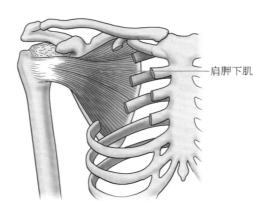

肩胛下肌

图 4-8-1
肩胛下肌

【超声引导穿刺方法】

准备·患者取坐位。采用 6～13 MHz 高频线阵探头。

方法·将超声探头放于喙突表面(图 4-8-2),扫描找到喙突、三角肌及三角肌深方的肩胛下肌(图 4-8-3)。因肩胛下肌属多羽状肌结构,肩胛下肌腱内可见一系列有缝隙的低回声信号。而小结节处存在一平坦的光滑下坡状外形，并向腱-骨结合处延伸。图 4-8-4 显示的是肩胛下肌滑囊。

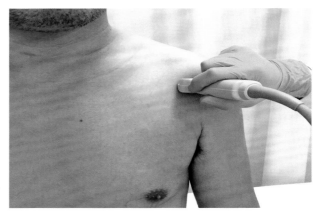

图 4-8-2
肩胛下肌探查时超声探头定位

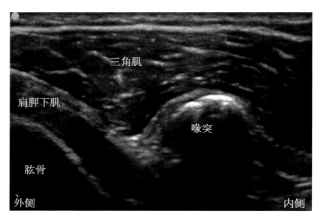

图 4-8-3
超声图像显示肩胛下肌

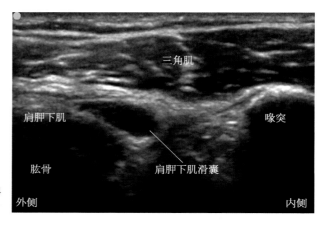

图 4-8-4
超声图像显示肩胛下肌滑囊

采用平面内技术,由外侧向内进针,进行穿刺治疗。

【适应证】

肩胛下肌肌腱炎。

【并发症】

肌腱损伤;局部感染、血肿或瘀斑等。

第九节　肩袖间隙注射

【相关解剖】

肩袖间隙,即由于肩袖的前上部因喙突穿出,致使冈上肌腱前缘和肩胛下肌腱上缘分开而形成的解剖间隙。肩袖间隙前方被喙肩韧带和喙突的钩部所遮挡(图 4-9-1)。组成肩袖间隙的结构包括喙肱韧带、盂肱上韧带和肩关节囊前方的一部分,肱二头肌长头肌腱及喙突穿行其中。肩袖间隙损伤时,会出现肩关节下方不稳,临床上表现为陷窝征。

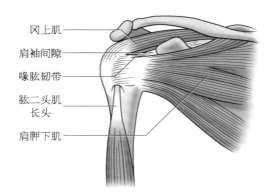

冈上肌
肩袖间隙
喙肱韧带
肱二头肌
长头
肩胛下肌

图 4-9-1
肩袖间隙

【超声引导穿刺方法】

准备·患者取坐位。采用 6～13 MHz 高频线阵探头。

方法·将超声探头置于肱骨结节间沟,见大、小结节及肱二头肌长头肌腱短轴(参见图 4-1-4),向内侧移动,可见喙突及肩胛下肌(参见图 4-8-3)。将超声探头稍向上移动(图 4-9-2),可见冈上肌和肩胛下肌之间的肩袖间隙(图 4-9-3),肱二头肌长头肌腱在此间隙可清晰分辨。

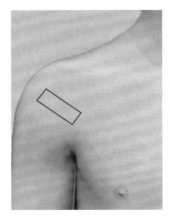

图 4-9-2　肩袖间隙探查时超声探头定位

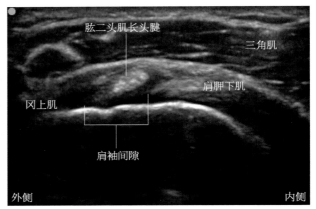

图 4-9-3　超声图像显示肩袖间隙

采用平面外技术进行穿刺注射,注意药液扩散范围,确认不在肌腱内时注射。若注射时遇明显阻力应立即停止注射。

【适应证】

肩袖间隙损伤;肩袖损伤等。

【并发症】

肌腱或韧带损伤;局部感染、血肿或瘀斑等。

第十节　肩胛上神经阻滞

【相关解剖】

肩胛上神经来源于 C5 及 C6 神经根,部分变异而起源于 C4 神经根,由臂丛上干发出,经斜方肌及肩胛舌骨肌的深面,至肩胛切迹处,与肩胛上动脉毗邻,自肩胛上横韧带深面经肩胛上切迹至冈上窝,分为冈上肌支、肩锁关节支及肩关节支(图 4-10-1)。肩胛上切迹是超声探查肩胛上神经时重要的解剖标志,也是神经易受卡压和损伤的部位。

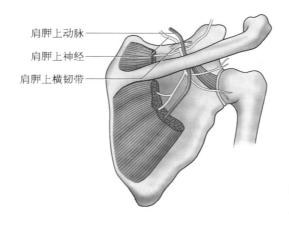

肩胛上动脉
肩胛上神经
肩胛上横韧带

图 4-10-1
肩胛上神经解剖示意图

【超声引导穿刺方法】

准备·患者取坐位,头偏向病变对侧。选用 2～5 MHz 低频凸阵探头;对体型瘦小者可选用 6～13 MHz 高频线阵探头。

方法·将超声探头置于肩胛冈中外 1/3 外上区域,超声波束对着肩胛上切迹方向(图 4-10-2)。超声扫描可见斜方肌、冈上肌、肩胛上切迹和肩胛上横韧带(图 4-10-3)。仔细寻找动脉搏动,可启动彩色多普勒超声模式寻找肩胛上动、静脉。

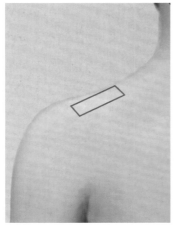

图 4-10-2　肩胛上神经阻滞时超声探头定位

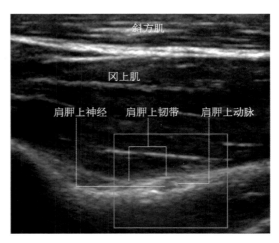

斜方肌

冈上肌

肩胛上神经　　肩胛上韧带　　肩胛上动脉

图 4-10-3　超声图像显示肩胛上神经

采用平面内技术，将穿刺针突破肩胛上韧带，回抽无血后注入药物。

【适应证】

肩胛上神经卡压综合征。

【并发症】

神经损伤；局部感染、血肿或瘀斑；气胸等。

第十一节　四边孔腋神经阻滞

【相关解剖】

四边孔是以小圆肌和肩胛下肌为上界，大圆肌为下界，肱三头肌长头外侧缘为内侧界，肱骨外科颈为外侧界的四边形结构。腋神经、旋肱后动脉和静脉穿行于四边孔内（图 4-11-1）。

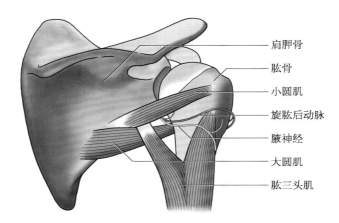

肩胛骨
肱骨
小圆肌
旋肱后动脉
腋神经
大圆肌
肱三头肌

图 4-11-1　四边孔

四边孔综合征（quadrilateral space syndrome，QSS）指旋肱后动脉和腋神经在四边孔处受压后引起的一系列临床症候群。其主要表现是腋神经支配的肩臂外侧感觉障碍和三角肌功能受限（图 4-11-2）。

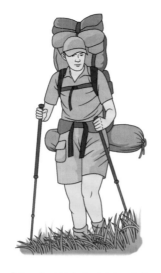

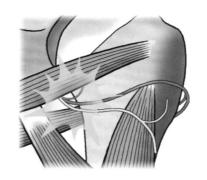

图 4-11-2
腋神经受压引起
四边孔综合征

【超声引导穿刺方法】

准备·患者取坐位。选用 6～13 MHz 高频线阵探头。

方法·将超声探头平行于肱骨长轴,放置在背部腋后区,肩胛骨盂下结节处(图 4-11-3),可见肩胛骨盂下结节呈一强回声小隆起,肱三头肌长头肌腱附着于盂下结节,肱三头肌长头上端浅方为小圆肌,小圆肌上方可见冈下肌短轴图像,小圆肌和冈下肌的浅方为三角肌(图 4-11-4),此处为四边孔内侧缘。

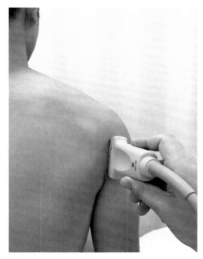

图 4-11-3 四边孔腋神经阻滞时探头
放置位置

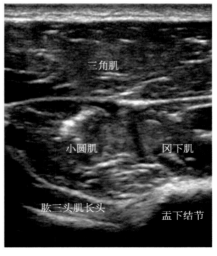

图 4-11-4 四边孔内侧缘超声图像显示
肱三头肌长头的长轴,小圆肌
和冈下肌的短轴。这三块肌
肉的浅方为三角肌

　　将探头平行向外缓慢移动,此时可见肱三头肌长头和小圆肌之间的腋神经短轴,并可见伴随腋神经的旋肱后动脉短轴,所有上述结构均由三角肌覆盖(图 4-11-5)。彩色多普勒超声模式可显示腋动脉(图 4-11-6)。将超声探头从肩胛骨盂下结节起平行往外向肱骨移动的过程中,即超声探头由四边孔内侧向四边孔外侧移动时,可仔细追溯肱三头肌长头和小圆肌之间的腋神经(图 4-11-7)。待超声探头靠近肱骨端,可见神

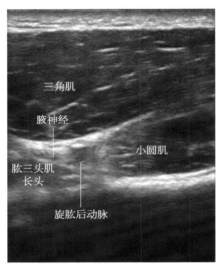

图 4-11-5　超声图像显示四边孔内的肱三头肌长头和小圆肌之间的腋神经及旋肱后动脉。浅方为三角肌

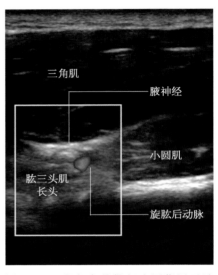

图 4-11-6　彩色多普勒超声图像显示腋动脉血流

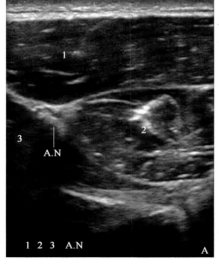

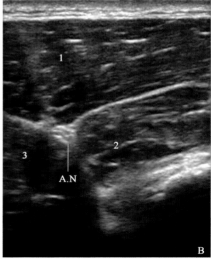

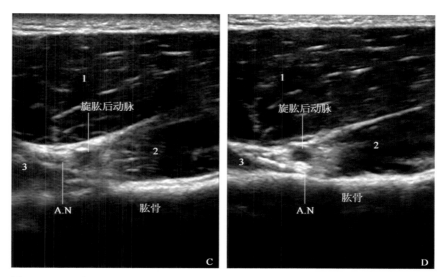

图 4-11-7 从肩胛骨盂下结节起平行往外向肱骨移动超声探头,探查四边孔中的腋神经,可见腋神经始终在肱三头肌长头、小圆肌和三角肌之间,并逐渐靠近肱骨

1. 三角肌;2. 小圆肌;3. 肱三头肌长头;4. 腋神经(AN)

经旁边的旋肱后动脉及下方的肱骨干(图 4-11-7C、图 4-11-7D),采用平面内或平面外技术进针,到达腋神经,注意避开旋肱后动脉,然后推注药物。

【适应证】

四边孔综合征。

【并发症】

局部感染、血肿或瘀斑;损伤旋肱后动脉及腋神经可能。

(浦少锋)

第五章
上肢疼痛

　　上肢的感觉和运动主要由臂丛支配。臂丛来源于脊神经 C5、C6、C7、C8、T1 的前支,有时也会有来自 C4 和 T2 的脊神经。这些脊神经在离开椎间孔后在前、中斜角肌肌间沟处形成 3 个神经干:上干(C5、C6)、中干(C7)和下干(C8、T1)。3 个神经干继续向外向下走行,与锁骨下动脉一起越过第一肋骨的上方,在锁骨中部的后方,每干又分为前、后两股,随后进入锁骨下窝。在锁骨下窝,臂丛形成内侧束、外侧束和后束,三束和腋动脉位于腋鞘中,分别在腋动脉的内侧、外侧和后方走行。臂丛进入腋窝后,三束包绕腋动脉,在胸小肌下缘,三束分出终末支进入上肢,它们是腋神经、肌皮神经、正中神经、尺神经、桡神经、臂内侧皮神经和前臂内侧皮神经。

　　臂丛的主要包括以下分支(图 5-0-1):

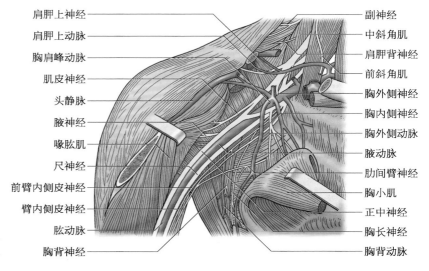

肩胛上神经
肩胛上动脉
胸肩峰动脉
肌皮神经
头静脉
腋神经
喙肱肌
尺神经
前臂内侧皮神经
臂内侧皮神经
肱动脉
胸背神经

副神经
中斜角肌
肩胛背神经
前斜角肌
胸外侧神经
胸内侧神经
胸外侧动脉
腋动脉
肋间臂神经
胸小肌
正中神经
胸长神经
胸背动脉

图 5-0-1
臂丛及其主要分支

- 肩胛背神经：发自 C5 神经根后面，支配肩胛下肌下部和大、小菱形肌。
- 胸长神经：发自 C5～C7 神经根外侧，支配前锯肌。
- 肩胛上神经：是臂丛上干的分支，纤维主要来自 C5 脊神经，支配冈上肌和冈下肌。
- 锁骨下神经：发自 C5～C6 神经根，支配锁骨下肌。
- 肩胛下神经：发自 C5～C6 神经根，支配肩胛下肌和大圆肌。
- 胸外侧神经：发自 C5～C7 神经根，支配胸大肌。
- 胸内侧神经：发自 C8～T1 神经根，支配胸小肌和部分胸大肌。
- 胸背神经：发自 C6～C8 神经根，支配背阔肌。
- 肌皮神经：发自 C5～C7 神经根，皮支支配前臂外侧皮肤；肌支支配肱二头肌、喙肱肌和肱肌。
- 正中神经：发自 C6～T1 神经根，皮支支配手掌桡侧三个半手指皮肤；肌支支配前臂旋前圆肌、掌长肌、指浅屈肌、桡侧两个蚓状肌、拇长屈肌、指深屈肌和旋前方肌。
- 桡神经：发自 C5～T1 神经根，皮支支配臂和前臂背面、手背桡侧两个半手指皮肤；肌支支配肱三头肌之长头、肘肌、肱桡肌及前臂背侧各伸肌及桡侧各伸肌。
- 尺神经：发自 C7～T1 神经根，皮支支配手掌尺侧一个半手指和手背面尺侧两个半手指皮肤；肌支支配尺侧腕屈肌、指深屈肌、尺侧两个蚓状肌、骨间肌和拇内收肌。
- 腋神经：发自 C5～C6 神经根，皮支支配臂外侧皮肤；肌支支配三角肌和小圆肌。
- 臂内侧皮神经：发自 C8～T1 神经根，支配臂内侧皮肤。
- 前臂内侧皮神经：发自 C8～T1 神经根，支配前臂内侧皮肤。

第一节　肌间沟入路臂丛阻滞

【相关解剖】

　　肌间沟主要指的是前、中斜角肌肌间沟。前斜角肌起自 C3～C6 颈椎横突前结节，止于第一肋斜角肌结节。中斜角肌起自 C2～C7 颈椎横突后结节，止于第一肋上面中部。除了肋间臂神经外，臂丛的其他神经都从肌间沟通过。在肌间沟水平，膈神经在前斜角肌表面走行，与臂丛非常靠近，因此在肌间沟阻滞臂丛时很容易同时阻滞膈神经，尤其在肌间沟顶部（图 5-1-1）。

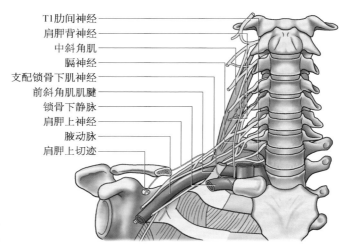

T1肋间神经
肩胛背神经
中斜角肌
膈神经
支配锁骨下肌神经
前斜角肌肌腱
锁骨下静脉
肩胛上神经
腋动脉
肩胛上切迹

图 5-1-1
肌间沟处臂丛

【超声引导穿刺方法】

准备·患者取侧卧位,患侧朝上。使用高频线阵(6～13 MHz)探头。

方法·在甲状软骨水平将超声探头横置于胸锁乳突肌上,确认胸锁乳突肌后缘,缓慢向外侧移动探头(图 5-1-2),从内向外依次可以看到气管、甲状腺、颈总动脉、颈内静脉、前斜角肌、臂丛和中斜角肌(图 5-1-3)。在前、中斜角肌之间,臂丛上、中、下干的截面显示形状为圆形或类圆形中间低回声、外周高回声的超声图像(图 5-1-4)。

采用短轴平面内技术。注射时调整超声探头位置,使臂丛显示在屏幕的中央。穿刺针从后向前穿过中斜角肌,使针尖位于臂丛的后外侧,回抽无血后注射部分药物。

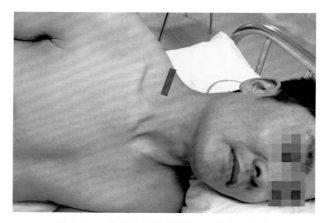

图 5-1-2　肌间沟臂丛阻滞时超声探头定位

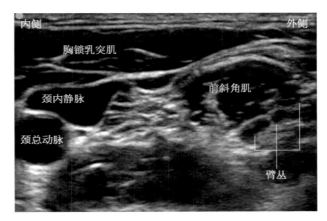

图 5-1-3　颈部肌间沟水平的超声图像

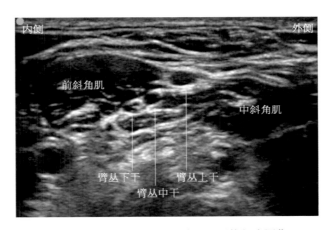

图 5-1-4　颈部肌间沟水平臂丛三干的超声图像

之后将针尖退至皮下,调整进针角度,将针尖推进至臂丛的前上方,回抽无血后再注射部分药物。注射时观察药物扩散情况,使臂丛完全被液性暗区包围。

【适应证】

上肢区域的神经病理性疼痛;斜角肌综合征;臂丛神经炎;神经根型颈椎病。

【并发症】

硬膜外腔和蛛网膜下腔阻滞;血管内注射;膈神经阻滞;喉返神经阻滞;神经损伤。

第二节　锁骨上入路臂丛阻滞

【相关解剖】

　　锁骨上臂丛的各个分支相对比较集中。臂丛三干在颈外侧的下部,与锁骨下动脉一起从上方越过第一肋的上面。上干、中干走行于锁骨下动脉的上方,下干走行于动脉的后方,它们彼此紧密相邻。臂丛三干经过前中斜角肌间隙后和锁骨下血管一起,被椎前筋膜包绕,故被称为锁骨下血管周围鞘,而鞘与血管之间则被称为锁骨下血管旁间隙。臂丛三干至第一肋外侧缘时分为 6 股,经锁骨中点的后方进入腋窝,移行为锁骨下部(图 5-2-1)。

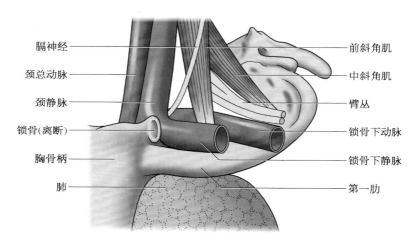

膈神经　　　　　　　　　　　　　　　　　　　　前斜角肌
颈总动脉　　　　　　　　　　　　　　　　　　　中斜角肌
颈静脉　　　　　　　　　　　　　　　　　　　　臂丛
锁骨(离断)　　　　　　　　　　　　　　　　　锁骨下动脉
胸骨柄　　　　　　　　　　　　　　　　　　　　锁骨下静脉
肺　　　　　　　　　　　　　　　　　　　　　　第一肋

图 5-2-1　锁骨上臂丛

【超声引导穿刺方法】

　　准备 · 患者取侧卧位,患侧朝上。使用高频线阵(6～13 MHz)超声探头。

　　方法 · 超声探头以锁骨中点为中心放置在锁骨上,超声探头的长轴与锁骨平行(图 5-2-2)。首先在超声图像中寻找锁骨下动脉,该动脉呈圆形,探头加压后形状无明显变化,此时可用彩色多普勒模式进行确认(图 5-2-3)。之后在动脉外上方寻找臂丛,超声图像上呈圆形或椭圆形,如蜂窝状或筛孔状(图 5-2-4)。

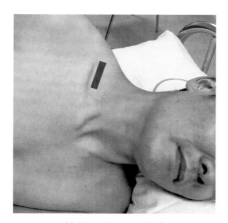

图 5-2-2　锁骨上臂丛阻滞时超声探头
　　　　　定位

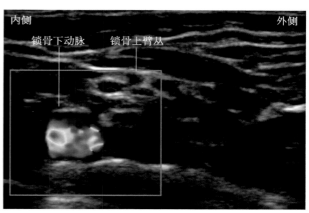

图 5-2-3　多普勒超声图像显示锁骨上臂丛、锁骨下动静脉

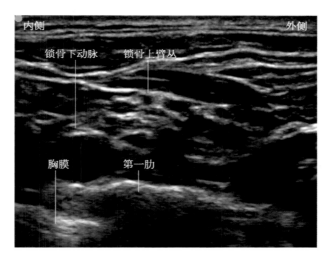

图 5-2-4　锁骨上臂丛的超声图像

采用短轴平面内技术,穿刺针从探头外侧进针,当穿刺针尖接近臂丛时注射药物。

【适应证】

上肢区域的神经病理性疼痛;臂丛神经炎。

【并发症】

气胸;血管内注射;神经损伤。

第三节　锁骨下入路臂丛阻滞

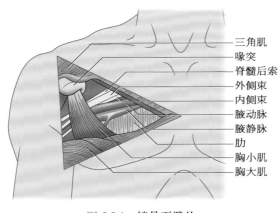

三角肌
喙突
脊髓后索
外侧束
内侧束
腋动脉
腋静脉
肋
胸小肌
胸大肌

图 5-3-1　锁骨下臂丛

【相关解剖】

臂丛在锁骨中点的后方进入锁骨下窝后形成内侧束、外侧束和后束三束。此时,三束及腋动脉位于腋鞘中,腋鞘与锁骨下血管周围鞘连续,腋鞘内的血管旁间隙与锁骨下血管旁间隙相通。在锁骨下水平臂丛位于胸大肌和胸小肌下方(图 5-3-1)。

【超声引导穿刺方法】

准备·患者取仰卧位,患侧手臂放于躯干侧,头偏向对侧。使用高频线阵(6～13 MHz)探头。

方法·超声探头的一端放置于锁骨下靠近喙突水平,另一端朝向患者的足部,长轴与锁骨垂直(图 5-3-2)。首先在超声图像中寻找腋动脉的搏动,并用彩色多普勒模式来确认腋动脉(图 5-3-3)。三束臂丛(外侧束、内侧束和后束)围绕着腋动脉,在臂丛的浅层可见胸大肌和胸小肌,深层可见第一肋骨和胸膜,内侧可见腋静脉(图 5-3-4)。

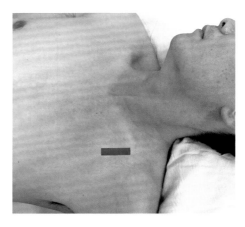

图 5-3-2
锁骨下臂丛阻滞时超声探头定位

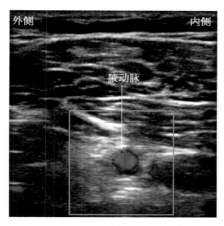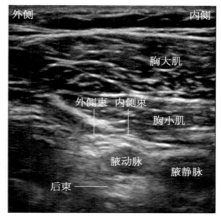

图 5-3-3 锁骨下区腋动脉的超声图像　　图 5-3-4 锁骨下臂丛的超声图像

采用短轴平面内技术注射,从探头尾侧进针,分别穿刺各束神经,注射药物时尽量让药液完全包绕神经。

【适应证】

上肢区域的神经病理性疼痛;臂丛神经炎。

【并发症】

气胸;血管内注射;神经损伤。

第四节　腋窝入路臂丛阻滞

【相关解剖】

腋窝是位于上臂内侧和胸壁外侧之间的一个结构,上界由锁骨、肩胛骨和第一肋骨构成,下界由胸大肌、大圆肌和背阔肌下缘的皮肤构成,前界为胸大肌,后界为肩胛下肌,内侧界为前锯肌,外侧界为肱骨,其内容物除了臂丛和腋部血管外,还有脂肪和淋巴结填充。在腋窝的胸大肌止点水平,臂丛的三束形成了终末支,包括腋神经、肌皮神经、正中神经、尺神经、桡神经、臂内侧皮神经和前臂内侧皮神经(图 5-4-1)。

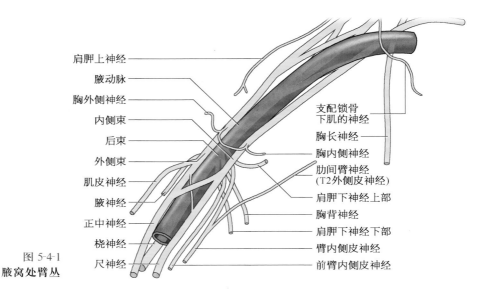

肩胛上神经
腋动脉
胸外侧神经
内侧束
后束
外侧束
肌皮神经
腋神经
正中神经
桡神经
尺神经

支配锁骨
下肌的神经
胸长神经
胸内侧神经
肋间臂神经
（T2外侧皮神经）
肩胛下神经上部
胸背神经
肩胛下神经下部
臂内侧皮神经
前臂内侧皮神经

图 5-4-1
腋窝处臂丛

【超声引导穿刺方法】

准备·患者取仰卧位，头偏向健侧，患肢外展。使用高频线阵（6～13 MHz）探头。

方法·将超声探头的长轴与上臂、腋动脉和臂丛垂直（图 5-4-2），置于腋窝处。首先在超声图像中寻找腋动脉，腋动脉呈圆形，可用彩色多普勒模式进行确认（图 5-4-3）。以腋动脉为中心，各个神经支分布为外上方的正中神经、内上方的尺神经和下方的桡神经。在腋动脉的外侧稍远处喙肱肌内还可见呈半月形或梭形的高回声结构，即肌皮神经（图 5-4-4）。

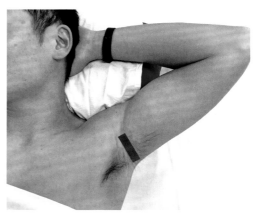

图 5-4-2
腋窝入路臂丛阻滞时超声探头定位

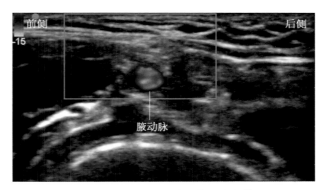

图 5-4-3 腋窝区腋动脉的超声图像

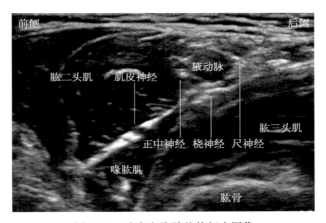

图 5-4-4 腋窝入路臂丛的超声图像

采用短轴平面内技术,将腋动脉置于超声图像的中间偏外侧,穿刺针由探头外侧端进针,随后分别阻滞肌皮神经、尺神经、正中神经和桡神经。

【适应证】

上肢区域的神经病理性疼痛;臂丛神经炎。

【并发症】

血管内注射;神经损伤。

第五节 肘部正中神经阻滞

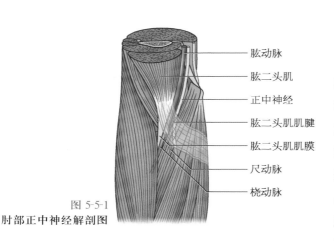

图 5-5-1
肘部正中神经解剖图

— 肱动脉
— 肱二头肌
— 正中神经
— 肱二头肌肌腱
— 肱二头肌肌膜
— 尺动脉
— 桡动脉

【相关解剖】

正中神经在上臂与肱动脉伴行,行进到肘部时位于肱动脉内侧,此时肱动脉位于肱二头肌内侧,随后继续行进至前臂,其分支支配前臂的屈肌运动。肘部的正中神经最容易受到旋前圆肌、肱二头肌腱膜和 Struthers 韧带的压迫而引起疼痛(图 5-5-1)。

【超声引导穿刺方法】

准备·患者取仰卧位或坐位,伸出患侧手臂,手背朝下平放于治疗床上,肘部轻度弯曲。选择高频线阵(6～13 MHz)探头。

方法·将超声探头横切于患侧肘部中间(图 5-5-2),首先扫描查找肱动脉,紧贴在肱动脉内侧可发现高亮的正中神经短轴切面(图 5-5-3)。随后将超声探头向上肢远端移动,超声图像中正中神经逐渐与肱动脉分离,并容易受到表面旋前圆肌的挤压(图 5-5-4)。

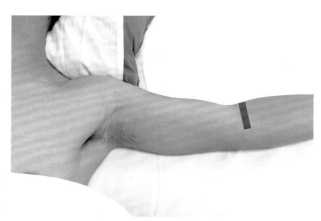

图 5-5-2
肘部正中神经阻滞时
超声探头定位

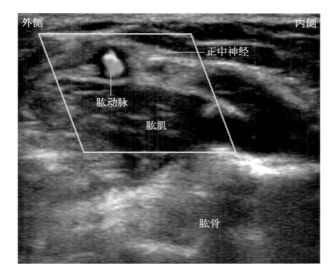

图 5-5-3
肘部正中神经的超声图像

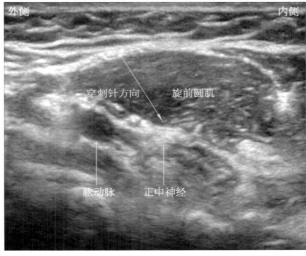

图 5-5-4
肘部旋前圆肌挤压正中
神经的超声图像

采用短轴平面内技术,将穿刺针由超声探头外侧端进针,进行正中神经的阻滞治疗。

【适应证】

由旋前圆肌压迫引起的正中神经卡压症。

【并发症】

感染;血肿;误入血管内;损伤神经。

第六节　肘部桡神经阻滞

【相关解剖】

　　桡神经离开腋窝后,下行于肱三头肌长头和内侧头之间,在肱骨外上髁和肱肌间桡神经开始分支。其中桡神经浅支与桡动脉向下伴行,支配腕关节背侧及拇指、示指、中指背侧的感觉,桡神经深支支配前臂伸肌的大部分运动。如果桡神经深支受到旋后肌的卡压会引起桡管综合征,表现为前臂的外侧区域疼痛,常常与肱骨外上髁炎混淆(图 5-6-1)。

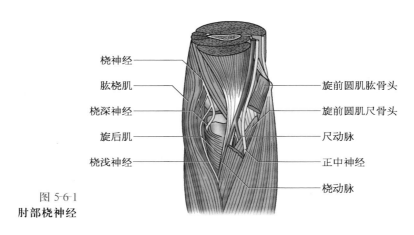

桡神经	旋前圆肌肱骨头
肱桡肌	旋前圆肌尺骨头
桡深神经	尺动脉
旋后肌	正中神经
桡浅神经	桡动脉

图 5-6-1
肘部桡神经

【超声引导穿刺方法】

　　准备·患者取仰卧位或坐位,伸出患侧手臂,放于治疗床上,肘部稍弯曲。尽可能选择高频线阵(6～13 MHz)探头。

　　方法·将超声探头横切于患侧肘部外侧(图 5-6-2),在超声图像中可见桡神经短轴切面,桡神经呈梭形,后外侧为肱桡肌,前内侧为肱肌(图 5-6-3)。随后将超声探头向上肢远端移动,可见桡神经逐渐分为桡神经浅支和桡神经深支(图 5-6-4)。

　　常用短轴平面内技术进行穿刺。穿刺针由探头外侧端进针,随后在桡神经未分叉处进行阻滞。也可以继续将超声探头向上肢远端移动,可见桡神经深支向前臂外侧移动进入旋后肌间,此时可单独阻滞桡神经深支(图 5-6-5)。

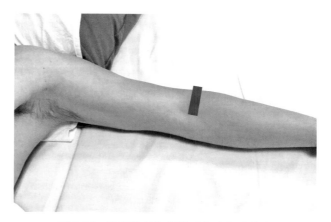

图 5-6-2 肘部桡神经阻滞时超声探头定位

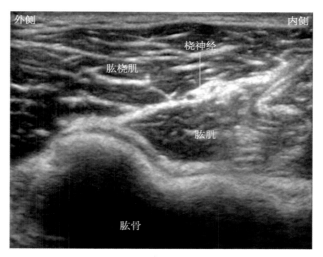

图 5-6-3 肘部桡神经的超声图像

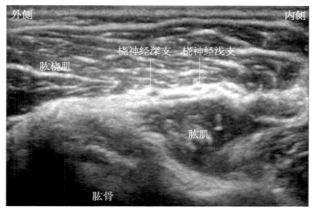

图 5-6-4 肘部桡神经深支和桡神经浅支的超声图像

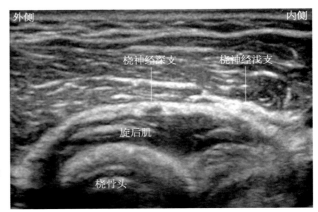

图 5-6-5
**旋后肌间桡神经深支和
桡神经浅支的超声图像**

【适应证】

肘部桡神经卡压症。

【并发症】

感染;损伤血管;损伤神经。

第七节　肘部尺神经阻滞

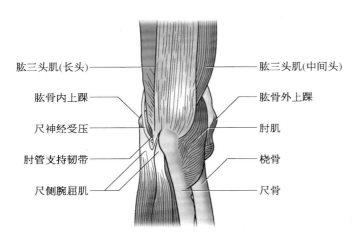

图 5-7-1　肘部尺神经

【相关解剖】

尺神经离开腋窝后,与肱动脉伴行下降至上臂,在上臂中段,尺神经向中部走行至尺骨鹰嘴和肱骨内上髁之间。在此处发生尺神经卡压可以引起肘管综合征(图5-7-1)。

【超声引导穿刺方法】

准备·患者取坐位,伸

出患侧手臂,同时伸肘关节并内旋,随后手掌支撑在操作台上。选择高频线阵(6~13 MHz)探头。

方法·将超声探头定位在尺骨鹰嘴和肱骨内上髁之间,此时的探头横向置于肘部的尺神经沟上(图 5-7-2),在超声图像中可见尺神经短轴切面(图 5-7-3)。

常用短轴平面内技术进行穿刺。在探头外侧端进针,尽可能避免刺伤尺神经,在尺神经周围阻滞。

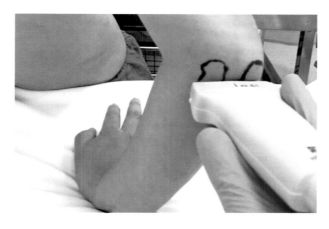

图 5-7-2

肘部尺神经阻滞时超声探头定位

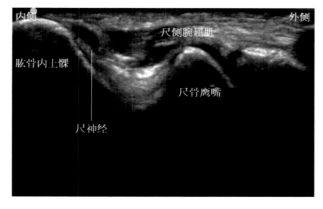

图 5-7-3

肘部尺神经的超声图像

【适应证】

肘管综合征。

【并发症】

尺神经损伤。

第八节　肱骨外上髁注射

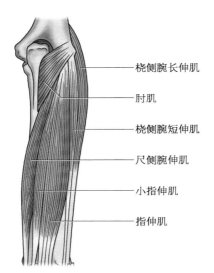

图 5-8-1　肘部外上髁伸肌肌腱

（图中标注：桡侧腕长伸肌、肘肌、桡侧腕短伸肌、尺侧腕伸肌、小指伸肌、指伸肌）

【相关解剖】

肘外侧区有桡侧副韧带加强，这个区域常会发生肱骨外上髁炎，主要是附着在肱骨外上髁的部分前臂后肌群（桡侧腕短伸肌、指伸肌、小指伸肌和尺侧腕伸肌）的伸肌总腱被过度牵拉，导致部分肌腱纤维断裂，引发慢性炎症（图 5-8-1）。

【超声引导穿刺方法】

准备·患者取仰卧位或坐位，伸出患侧手臂，放于治疗床上，肘部弯曲。选择高频线阵（6～13 MHz）探头。

方法·将超声探头置于肱骨外上髁和桡骨头处纵切位（图 5-8-2），显示伸肌总腱的长轴切面，起点为肱骨外上髁。

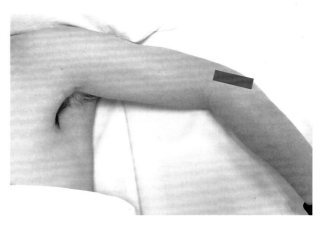

图 5-8-2
肱骨外上髁阻滞时超声探头定位

采用长轴平面内技术穿刺。穿刺针从探头远端进针，在伸肌总腱的肱骨外上髁附着处表面注药（图 5-8-3）。注射后可见药物在伸肌总腱周围扩散。

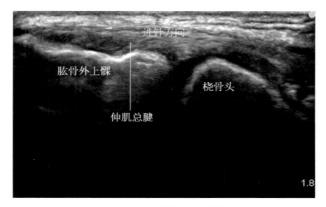

图 5-8-3 肱骨外上髁阻滞穿刺时超声图像

【适应证】

肱骨外上髁炎。

【并发症】

感染;损伤血管;损伤神经。

第九节 肱骨内上髁注射

【相关解剖】

前臂的屈肌总腱由旋前圆肌、桡侧腕屈肌、掌长肌和尺侧腕屈肌组成,这几束肌肉的附着点都在肱骨内上髁。肘内侧区由尺侧副韧带加强,尺侧副韧带后面有肱三头肌内侧头、尺侧腕屈肌、尺神经和尺侧上副动脉(图 5-9-1)。

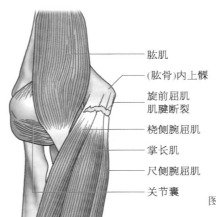

图 5-9-1

肘部内上髁屈肌肌腱

【超声引导穿刺方法】

准备·患者取仰卧位,伸出患侧手臂,肘部弯曲90°,手旋后并且手掌向前。选择高频线阵(6~13 MHz)探头。

方法·将超声探头纵向置于肱骨内上髁和尺骨近端处(图5-9-2),此时可显示屈肌总腱的长轴切面,起点为肱骨内上髁(图5-9-3)。该肌腱的深部为尺侧副韧带。

采用长轴平面内技术穿刺。穿刺针由探头远端进针,在屈肌总腱肱骨内上髁附着处的浅表面注药。

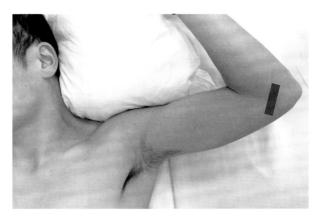

图 5-9-2
肱骨内上髁阻滞时超声探头定位

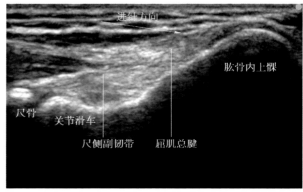

图 5-9-3
肱骨内上髁阻滞穿刺时超声图像

【适应证】

肱骨内上髁炎。

【并发症】

感染;损伤血管;损伤神经。

第十节 腕管注射

【相关解剖】

腕管的三面由腕骨围成,其上由腕横韧带覆盖,正中神经走行到腕部桡骨侧时,在掌长肌腱和桡侧腕屈肌肌腱之间的深部继续行进。腕管里除了正中神经外,还容纳众多的屈肌肌腱、血管和淋巴管,其中有 4 根指浅屈肌,4 根指深屈肌和 1 根拇长屈肌(图 5-10-1)。腕管综合征是正中神经在通过腕部腕管时受到卡压引起的。

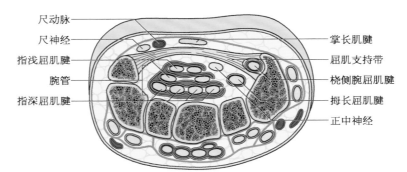

尺动脉
尺神经
指浅屈肌腱
腕管
指深屈肌腱

掌长肌腱
屈肌支持带
桡侧腕屈肌腱
拇长屈肌腱
正中神经

图 5-10-1
腕管

【超声引导穿刺方法】

准备·患者取仰卧位,患侧手置于治疗床上。选择高频线阵探头(6~13 MHz)。

方法·将超声探头横向置于患侧腕横纹近端(图 5-10-2),可以清晰地显示指浅屈

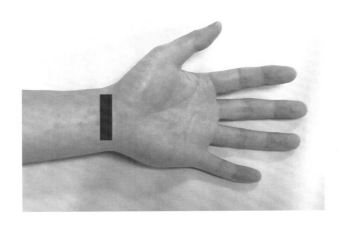

图 5-10-2
腕管正中神经阻滞时
超声探头定位

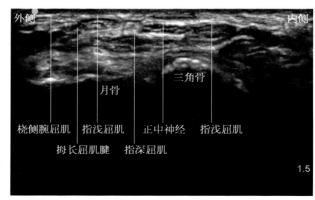

图 5-10-3
腕管中正中神经的超声图像

肌肌腱、指深屈肌肌腱、拇长屈肌肌腱和正中神经(图 5-10-3)。

采用短轴平面内或平面外技术穿刺。将药物注射在腕横韧带下正中神经周围和指屈肌腱间隙内。

【适应证】

腕管综合征。

【并发症】

感染;损伤血管;损伤神经。

第十一节　桡骨茎突腱鞘炎注射

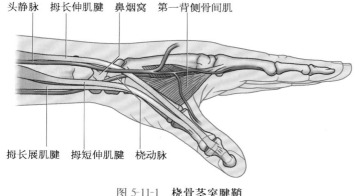

图 5-11-1　**桡骨茎突腱鞘**

【相关解剖】

腕部的第一伸肌腔室位于桡骨茎突外侧,腔室内包含拇长展肌和拇短伸肌的肌腱(图 5-11-1),桡骨茎突腱鞘炎就源于拇长展肌和拇短伸肌的肌腱和腱鞘,是由于这两种肌腱在桡骨茎突水平发炎及肿胀引起的。长时间炎症可以导致腱鞘增厚，引起腱鞘狭窄，随后腱鞘内肌腱被卡压，从而形成扳机现象。

【超声引导穿刺方法】

准备·患者取坐位，患侧手臂伸直，腕关节的桡侧向上、尺侧向下，并置于治疗床上。选择高频线阵探头（6～13 MHz）。

方法·超声探头横向置于桡骨茎突表面（图 5-11-2），显示拇长展肌和拇短伸肌肌腱以及肌腱周围的腱鞘（图 5-11-3）。

采用短轴平面内或平面外技术，将药液注入腱鞘滑囊（图 5-11-4）。在桡骨茎突腱鞘炎的注射位置附近有桡动脉和桡神经浅支经过，注射时可能造成损伤，应注意避免。

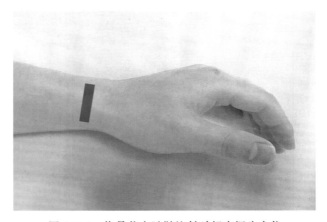

图 5-11-2　桡骨茎突腱鞘注射时超声探头定位

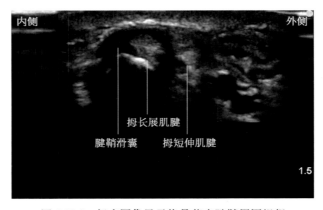

图 5-11-3　超声图像显示桡骨茎突腱鞘周围组织

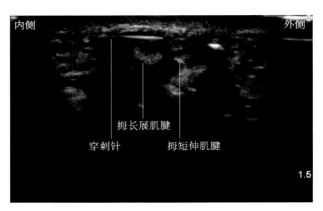

图 5-11-4　桡骨茎突腱鞘穿刺时的超声图像

【适应证】

桡骨茎突腱鞘炎。

【并发症】

感染；损伤桡浅神经；损伤桡动脉；肌腱内注射可致肌腱损伤。

第十二节　狭窄性腱鞘炎 A1 滑车周围注射

【相关解剖】

屈肌腱鞘由外层的纤维层和内层的滑膜层组成，包绕肌腱，从掌骨颈一直延伸至末节指骨（图 5-12-1）。肌腱纤维层在不同部位增厚形成滑车系统，包括 5 个环形滑车（A1～A5）和 3 个交叉滑车（C1～C3），维持肌腱的轴性滑动，并防止脱位。A1 滑车为位于掌指关节上方的环形滑车，内、外侧附着于掌板，长约 8 mm，近端厚，

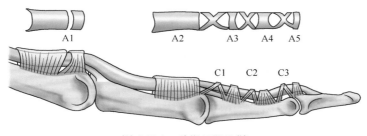

图 5-12-1　手指屈肌腱鞘

远端薄,正常情况下厚约 1 mm。A1 滑车增厚可导致其近端肌腱及腱鞘受摩擦而增粗肿胀,甚至形成小结节。指屈肌和拇长屈肌狭窄性腱鞘炎,也称为扳机指,是手指屈肌腱鞘在 A1 滑车部位受机械性摩擦而引起的慢性无菌性炎症,可产生疼痛和滑动障碍。

【超声引导穿刺方法】

准备·患者取坐位,患侧手掌向上,置于治疗床上。选择高频线阵探头(6～13 MHz)。

方法·

1. **短轴平面外/平面内技术**　将超声探头横向置于掌指关节上方(图 5-12-2),仔细辨认 A1 滑车、屈指肌腱、掌板和远端掌骨结构。将穿刺针尖采用平面内或平面外技术(图 5-12-3)进入 A1 滑车下方,注入药液约 1 ml。

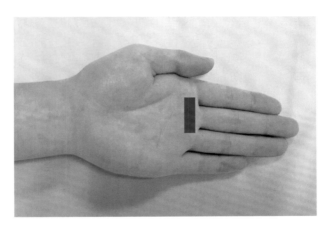

图 5-12-2　狭窄性腱鞘炎短轴平面内/外技术注射时超声探头定位

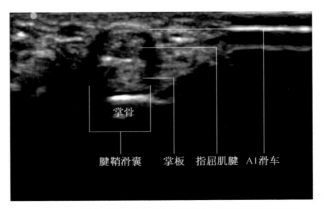

图 5-12-3　狭窄性腱鞘炎短轴平面内/外注射超声图像

2. **长轴平面内技术**   将超声探头与手指平行,置于掌指关节上方(图 5-12-4),辨认 A1 滑车、屈指肌腱、掌板、近节指骨和掌骨。由平面内近端或远端进穿刺针(图 5-12-5),让针尖抵达 A1 滑车下方,注入药液约 1 ml。注射后可见药物在 A1 滑车下扩散(图 5-12-6)。

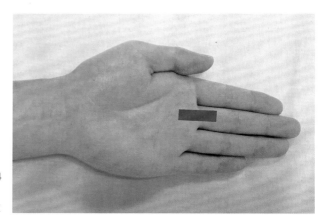

图 5-12-4
狭窄性腱鞘炎长轴平面内
技术注射时超声探头定位

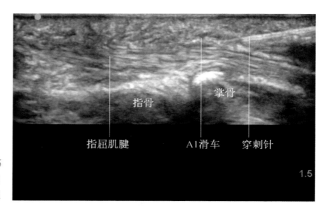

图 5-12-5
狭窄性腱鞘炎长轴平面内
技术注射时超声图像

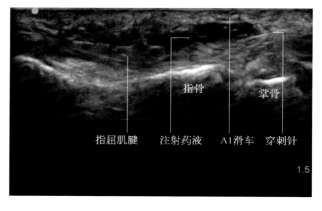

图 5-12-6
狭窄性腱鞘炎长轴平面内
技术药物注射后超声图像

【适应证】

狭窄性腱鞘炎。

【并发症】

感染；肌腱内注射可致肌腱损伤。

（徐永明）

第六章
胸部疼痛

胸部疼痛包括躯体痛（来源于肌肉、韧带、关节和筋膜）和内脏痛（来源于胸膜、肺、心脏和食管），该部位的疼痛还有相当一部分是因为外周神经损伤导致的神经病理性疼痛，如手术后肋间神经痛、背根神经节神经元内大量水痘-带状疱疹病毒复苏后损伤胸脊神经引起的神经病理性疼痛。通过超声引导下神经注射治疗，可以治疗这些神经病理性疼痛，降低慢性神经病理性疼痛的发生率。

第一节　胸椎旁间隙阻滞

【相关解剖】

胸椎旁间隙（thoracic paravertebral space，TPVS）为胸段脊柱两边外窄内宽的楔形间隙，前外侧壁为壁层胸膜（T2～T10/T11）或膈肌（T10/T11～T12），后壁为椎体横突、肋横突上韧带（superior costotransverse ligament，SCTL）和肋骨颈，内侧壁为椎体、椎间盘和椎间孔（图 6-1-1）。

TPVS 以胸内筋膜为界分为前、后两个腔隙，胸膜外腔和胸内筋膜下腔（图 6-1-2），并与周围一些间隙相通。向外延伸为肋间隙，向内可通过椎间孔与硬膜外间隙相通，而且相邻上、下节段的 TPVS 也相通，向上终止于中低位颈椎，向下通过膈肌的弓状韧带与腹膜后间隙相通，向前还可经椎前间隙与对侧 TPVS 相通。近端肋间神经血管位于 TPVS 内，注入 TPVS 的药物通常作用于本节段并扩散至相邻几个节段的肋间神

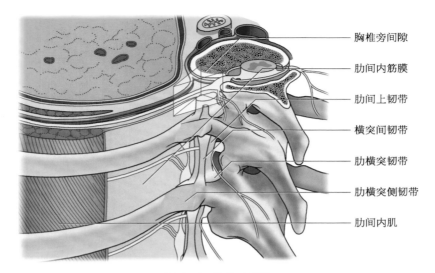

图 6-1-1　胸椎旁间隙

右侧标注（从上到下）：
胸椎旁间隙
肋间内筋膜
肋间上韧带
横突间韧带
肋横突韧带
肋横突侧韧带
肋间内肌

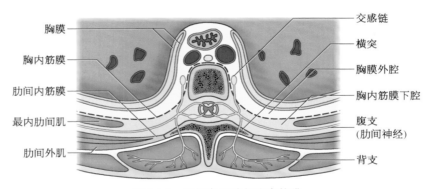

图 6-1-2　胸椎旁间隙与胸内筋膜

左侧标注（从上到下）：
胸膜
胸内筋膜
肋间内筋膜
最内肋间肌
肋间外肌

右侧标注（从上到下）：
交感链
横突
胸膜外腔
胸内筋膜下腔
腹支（肋间神经）
背支

经,并向近端神经根甚至硬膜外腔扩散。

　　SCTL 连接横突下缘和其下一节段肋骨颈上缘,与肋横突韧带、肋横突旁韧带一起稳定肋横突关节(图 6-1-3)。横突外侧的肋间内筋膜与 SCTL 外侧缘相延续,且超声扫描下清晰可见,临床上通常将药物注射于此延续部位与胸膜构成的间隙内来进行 TPVS 阻滞。

　　上胸段和中下胸段的 TPVS 稍有差异。T2～T4 肋骨颈基本重叠于胸椎横突前,横突外侧肋间内筋膜与胸膜之间的间隙较窄;T5 以下肋骨颈位于同节段胸椎横突前上方,横突外侧肋间内筋膜与胸膜之间的间隙相对较宽(图 6-1-4)。横突间间隙和肋间间隙从上到下逐渐增宽。

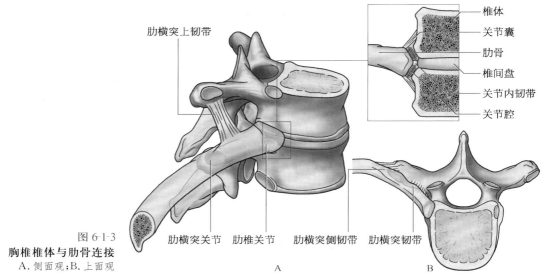

图 6-1-3
胸椎椎体与肋骨连接
A. 侧面观；B. 上面观

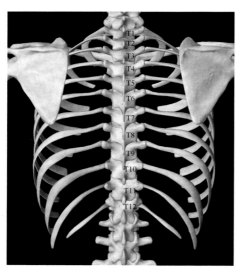

图 6-1-4　上胸段和中下胸段肋横突连接结构的差异

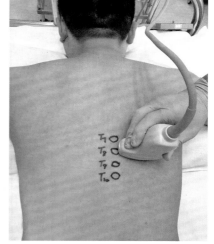

图 6-1-5　胸椎旁间隙阻滞时超声定位

【超声引导穿刺方法】

准备·患者取俯卧位。选用 5~12 MHz 高频线阵探头或 2~5 MHz 低频凸阵探头。

方法·将超声探头与脊柱垂直或稍成角（与肋骨走行平行）置于目标节段横突水平（图 6-1-5），仔细辨认肋横突关节、肋骨、横突、肋间内筋膜和胸膜等标志性结构。观察到肋横突关节(图 6-1-6)后,将超声探头向肋尾侧移动直至肋骨消失,仅显示横突(图 6-1-7)。在超声扫描中,横突下方即为 SCTL 及其深面的 TPVS(受横突声影遮挡,显示不清);而横突外侧缘显示的是高亮线之间的肋间内筋膜和胸膜形成的近端肋间间隙,向内移行为 TPVS(图 6-1-7)。

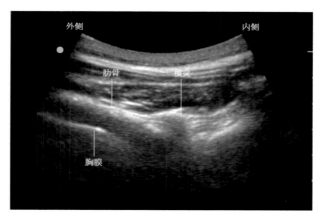

图 6-1-6　肋横突关节平面

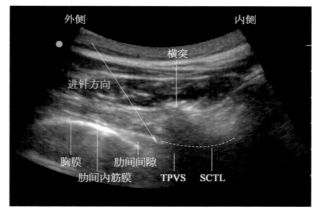

图 6-1-7　横突切面平面内穿刺。此超声切面内,SCTL 受横突声影遮挡并不显影;TPVS 与横突外侧的肋间间隙相连续;进针目标靶点为 TPVS 与近端肋间间隙移行处

采用椎旁横断切面平面内入路。以横突为标志,从探头外侧向内进针直至针尖到达横突外侧端下方,肋间内筋膜和胸膜之间(肋间隙与 TPVS 移行处),注射少量生理盐水后出现胸膜下压现象,即表明针尖位置正确(图 6-1-8)。一般每一节段注射 5 ml,也可以根据疼痛范围,注入更多治疗药物。

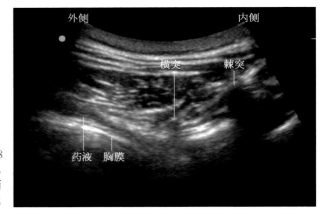

图 6-1-8
椎旁注射成功标志——胸膜推移现象。与图 6-1-7 相比，胸膜明显下压，胸膜表面低回声区域为注入 TPVS 的药物扩散形成

【适应证】

肋间神经痛，包括术后或各种损伤后肋间神经损伤痛、带状疱疹神经痛、胸部慢性术后疼痛综合征等。

【并发症】

气胸（操作中患者出现突发性咳嗽或者突发性胸痛时应警惕气胸发生）；壁层胸膜穿破（一旦穿破可考虑改行胸膜内镇痛）；血管内误注入；药物扩散至椎间孔或椎管内；低血压等。

第二节 肋间神经阻滞

【相关解剖】

人体 12 对胸神经出椎间孔后发出的粗大前支，前 11 对称为肋间神经（intercostal nerve，ICN），第 12 对称为肋下神经。它们在向外侧走行的过程中，又发出旁支，包括外侧皮支、肌支和终末前皮支，支配胸腹腔壁层、胸腹壁肌层以及胸腹部和上肢内侧的皮肤（图 6-2-1）。肋间神经主干出椎间孔后至肋角均走行于两肋之间，但在肋角外侧向前。上胸段（T1～T6）和下胸段（T7～T11）走行的位置存在差异：上胸段主干仍然行于肋间向前，至胸骨旁穿出肋间肌浅出，终止为前皮支（图 6-2-2）；下胸段主干穿肋软骨深面出肋间，继续行于腹横肌与腹内斜肌之间，向前下走行斜度加大，穿腹直肌浅出，终止为前皮支（图 6-2-3）。另外在上胸段肋间神经中，T1 在第一肋骨颈前发出粗

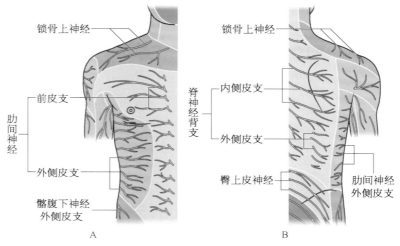

图 6-2-1　胸腹部外周皮神经分布

A. 前面观;B. 后面观

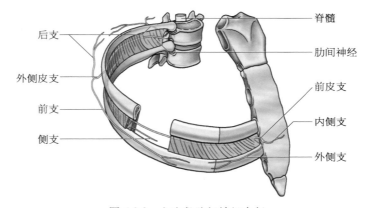

图 6-2-2　上胸段肋间神经走行

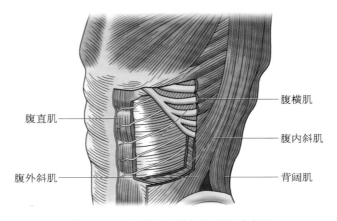

图 6-2-3　下胸段肋间神经出肋间后走行

大分支加入臂丛，T2 发出的外侧皮支跨腋窝支配上臂内侧皮肤感觉(肋间臂神经)。

　　肋间隙(intercostal space，ICS)内有肋间神经、肋间肌、肋间筋膜和肋间血管。在腋中线后方，以肋角(表浅，易触及)为界，将 ICS 分为外侧和内侧两部分，它们的解剖结构稍有不同。肋角外侧 ICS 由浅到深依次为：肋间外肌、肋间内肌、肋间血管神经束、最内肋间肌和胸膜。肋间血管神经束从上到下依次排列为：肋间静脉、肋间动脉和肋间神经，走行于上位肋骨的肋沟或下缘。肋角内侧 ICS 由浅到深阻滞依次为：肋间外肌、肋间内筋膜、肋间血管神经束、胸内筋膜和胸膜。血管神经束的排列并不固定，且肋沟在此部位不明显(图 6-2-4)。

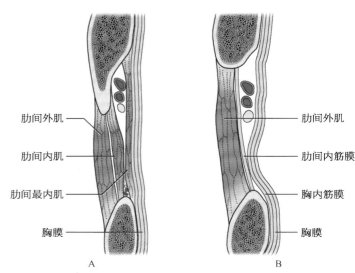

图 6-2-4
肋间隙的解剖
A.肋角外侧切面;B.肋角内侧切面

（左侧标注，自上而下）肋间外肌　肋间内肌　肋间最内肌　胸膜

（右侧标注，自上而下）肋间外肌　肋间内筋膜　胸内筋膜　胸膜

A　　　　　　B

　　在肋角外侧或肋角内侧 ICS 都可完成肋间神经阻滞，前者更表浅，安全，较常用。阻滞一个神经节段一般仅需注射 2～4 ml 药物。相邻节段的肋间神经支配区存在交叉，治疗一个节段往往需要同时阻滞相邻 3 个节段的神经效果较好。

【超声引导穿刺方法】

　　准备·患者取俯卧位或患侧向上的侧卧位。通常选用肋角外侧短轴平面内入路。选用 5～12 MHz 高频线阵探头。

　　方法·于肋角外侧腋后线或腋中线水平，将超声探头置于相邻两根肋骨表面，与肋骨走行方向垂直(图 6-2-5)。在超声图像中，肋间神经、血管受肋沟遮挡而显示不清，辨清肋骨、肋间肌和胸膜，肋间内肌是进针的靶目标(图 6-2-6)。

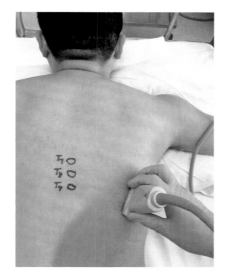

图 6-2-5　肋角外侧肋间神经阻滞时超声定位

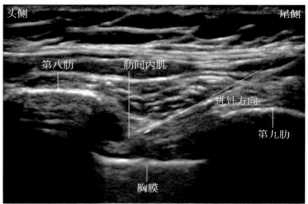

图 6-2-6　肋角外侧肋间神经阻滞时平面内进针技术

采用平面内穿刺技术，当针尖到达肋间内肌和肋间最内肌之间后注药，可观察到肋间最内肌和其深部的胸膜被药液推移的现象（图 6-2-7），即为注射成功的标志。进针过程中可以注射少量生理盐水，观察针尖位置，提高安全性。

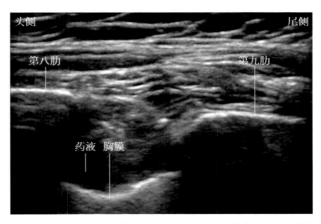

图 6-2-7　肋间神经阻滞成功标志——肋间最内肌和胸膜被推移现象。与图 6-2-6 相比，胸膜明显下压，胸膜表面低回声区域为注入药物扩散形成

【适应证】

治疗各种原因引起的肋间神经痛；胸痛的鉴别诊断（躯体痛和内脏痛）；慢性术后

疼痛综合征。

【并发症】

气胸（当患者出现突发性咳嗽、胸部刺痛等异常感觉时，应警惕并立刻停止操作，退出针头，密切观察随访）；误入血管。

第三节 胸神经根阻滞

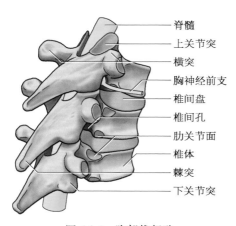

图 6-3-1 胸部椎间孔

（标注：脊髓、上关节突、横突、胸神经前支、椎间盘、椎间孔、肋关节面、椎体、棘突、下关节突）

【相关解剖】

胸椎椎间孔为位于相邻两椎骨椎弓根之间的孔形管道，内通椎管腔，外接 TPVS，由四壁围成：前壁为上、下椎体和椎间盘后面及后纵韧带外侧部，后壁为关节突关节和黄韧带，上壁为上位椎弓根下切迹，下壁为下位椎弓根上切迹（图 6-3-1）。

胸神经根（thoracic nerve root，TNR）紧贴椎间孔上壁出椎管，在椎间孔外口处立即发出前支、后支、脊膜支和交通支（图 6-3-2），支配相应组织结构。另外，大于 60% 的胸背根神经节（dorsal root ganglion，DRG）起始于椎间孔中部，终止于椎间外口。因此，在椎间孔外口处进行 TNR 阻滞即能较完善地阻滞胸 DRG 和神经根的所有分支。

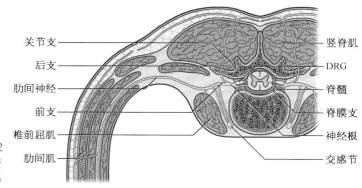

图 6-3-2
胸脊神经根及分支与椎间孔位置关系

（左侧标注：关节支、后支、肋间神经、前支、椎前屈肌、肋间肌；右侧标注：竖脊肌、DRG、脊髓、脊膜支、神经根、交感节）

超声引导下经胸椎椎板椎旁入路进行注射时,针尖越过接近胸椎小关节的 SCTL,该部位组织结构薄弱,注射药物能经小关节外侧渗入到 TNR 附近。而且,椎间孔的前后径约为 1 cm,后壁距胸膜较远,发生气胸的风险相对减小。因此,超声引导下经胸椎小关节外侧(椎间孔外口)行 TNR 阻滞能大大提高阻滞的安全性和有效性。Luyet 等发现,在进行超声引导下胸椎小关节旁入路椎旁阻滞中,针尖到达椎间孔的概率高达 94%。

【超声引导穿刺方法】

准备·患者取俯卧位。选用 2～5 MHz 低频凸阵探头。

方法·先将超声探头垂直脊柱置于目标节段横突上方(图 6-3-3),观察到肋横突关节(图 6-1-6)。再将探头向尾侧移动直至肋骨、横突相继消失,即可显示胸椎小关节突平面(图 6-3-4)。该界面超声图像显示中间为目标节段胸椎椎板及小关节下关节突外侧缘,小关节下方即为神经根穿过的椎间孔,外侧为深面高亮的胸膜线。因胸膜在靠近椎体处出现转折,超声扫描下胸膜线由外向内逐渐黯淡。

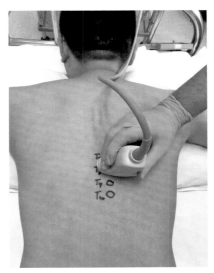

图 6-3-3　胸神经根阻滞时超声定位

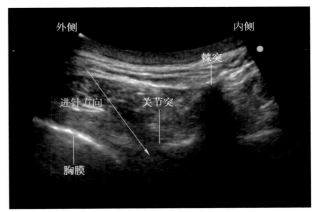

图 6-3-4　胸神经根阻滞,采用关节突横断切面平面内技术(箭头为进针方向)

选用小关节突横断切面平面内入路。从探头外侧向内采用平面内技术进针(约为中线外侧 4 cm),针尖触及下关节突后外侧缘(图 6-3-4),然后调整进针方向朝下关节突深面,继续向前再进 0.5～1 cm(至椎体外侧),注射预配药液。因注药部位距离胸膜相对较远,推药时胸膜下移不太明显,除非药物容量超过 5 ml。

经椎旁胸神经根注射较大剂量局麻药(5 ml)后大部分扩散至 TPVS,少部分向硬膜外扩散。注意避免大剂量局麻药注射,以防止广泛硬膜外阻滞导致的呼吸、循环并发症。同时,应避免进针角度过大、针尖进入椎间孔过深,以免误入神经鞘内。

【适应证】

带状疱疹神经痛(神经根注射更接近背根神经节,因此治疗更具有优势);其他胸部神经病理性疼痛(胸腹壁术后痛、创伤、癌症、肋骨骨折);手术镇痛(开胸、乳腺、胆囊、肾、腹股沟疝和腹腔镜手术)。

【并发症】

气胸(发生率较 ICN 和 TPVS 低);误入神经鞘内;低血压。

第四节　胸锁关节注射

【相关解剖】

胸锁关节是由胸骨柄的锁骨切迹与锁骨的胸骨端和第一肋之间形成的摩动关节,由关节盘分为锁骨侧和胸骨侧两个腔室(图 6-4-1)。

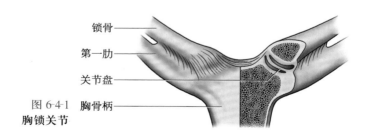

图 6-4-1
胸锁关节

锁骨
第一肋
关节盘
胸骨柄

【超声引导穿刺方法】

准备·患者取仰卧位。选用高频线阵探头和 22 G、38 mm 穿刺针。

方法·将超声探头置于锁骨前方,与其长轴平行(图 6-4-2),缓慢向胸骨柄方向扫描,直至显示胸锁关节(图 6-4-3)。如有必要,可移动肩关节使锁骨向胸骨方向移动,

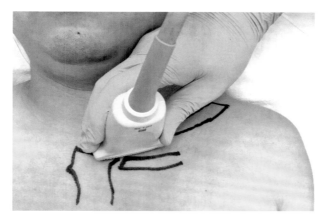

图 6-4-2
胸锁关节注射时超声定位

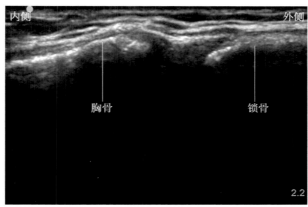

图 6-4-3
左侧胸锁关节注射时超声图像

使关节更加明显。旋转探头，选取骨边缘和关节腔显示最清晰的切面，辨认关节腔的上下缘。

　　将超声探头固定于胸锁关节下缘，采用平面外技术将穿刺针由下向上刺入胸锁关节腔下缘内。再将探头旋转 90°，明确穿刺针在关节腔内的位置。当探头与关节长轴平行时，注入 1 ml 药物。

【适应证】

胸锁关节炎。

【并发症】

局部感染；血肿或瘀斑等。有一部分患者主诉注射后会出现短暂疼痛加剧。

（吴军珍）

第七章
腹部疼痛

腹壁的神经主要来源于下胸段与腰段的脊神经,其分支穿行于腹壁的各肌肉中,如腹外斜肌、腹内斜肌、腹横肌等,通过腹横肌平面阻滞、髂腹下与髂腹股沟神经阻滞可起到很好的治疗作用。此外,针对腹腔神经丛的治疗对于上腹部晚期癌痛导致的背痛有显著作用。

第一节　腹横肌平面阻滞

【相关解剖】

腹壁前外侧的肌肉组织由浅至深依次为腹外斜肌、腹内斜肌和腹横肌(图 7-1-1),

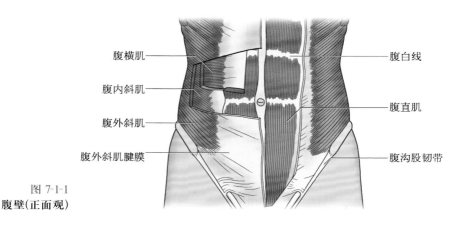

腹横肌　　　　　　　　　　　腹白线

腹内斜肌

腹外斜肌　　　　　　　　　　腹直肌

腹外斜肌腱膜　　　　　　　　腹沟股韧带

图 7-1-1
腹壁(正面观)

腹横肌深面的腹横筋膜是腹内筋膜的一部分,在腹股沟区最发达,形成腹环等结构。腹前壁的皮肤、肌肉及壁层腹膜由 T6～L1 脊神经支配,这些神经离开椎间孔后越过椎体横突,前支穿入侧腹壁肌肉,进入腹内斜肌与腹横肌之间的筋膜间隙,此处即为腹横肌平面阻滞的目标位置(图 7-1-2)。

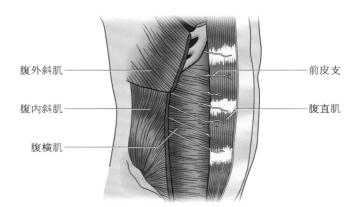

腹外斜肌　　　　　　　　　　　前皮支

腹内斜肌　　　　　　　　　　　腹直肌

腹横肌

图 7-1-2
腹横肌平面腹壁

【超声引导穿刺方法】

准备·患者取仰卧位。采用高频线阵探头(6～13 MHz)。

方法·肋缘下至髂嵴间均为腹横肌筋膜间隙阻滞的可行部位。在腋中线或腋前线位置定位髂嵴,横向放置超声探头(图 7-1-3、图 7-1-4)。在超声图像上辨认腹外斜肌、腹内斜肌、腹横肌以及腹内斜肌与腹横肌间的间隙、腹横肌下的腹膜(图 7-1-5、图 7-1-6)。

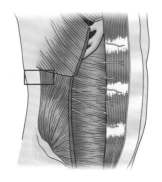

图 7-1-3　腹横肌平面阻滞
时超声探头定位
(腋中线处)

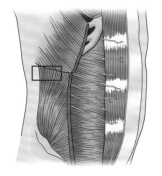

图 7-1-4　腹横肌平面阻滞
时超声探头定位
(腋前线处)

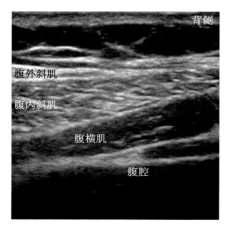

图 7-1-5 腹横肌筋膜间隙阻滞时超声图像(腋中线处)

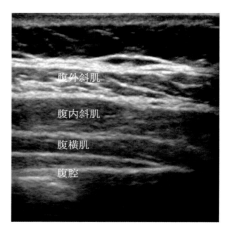

图 7-1-6 腹横肌筋膜间隙阻滞时超声图像(腋前线处)

采用平面内技术,由内侧向外侧进针,针尖逐层由腹外斜肌、腹内斜肌、腹横肌进入腹内斜肌与腹横肌间的间隙。

【适应证】

带状疱疹神经痛;下胸段脊神经前支损伤引起的神经痛。

【并发症】

误入腹腔;损伤肝脏、血肿、感染。

第二节 髂腹下、髂腹股沟神经阻滞

【相关解剖】

髂腹下、髂腹股沟神经大多起自 L1 神经根,包含部分 T12 神经纤维,也有来自 L2~L3 神经纤维的变异存在。髂腹下神经从腰大肌上部外缘穿出后经腰方肌前面下行,呈弧形走行,经髂嵴上方于腹内斜肌和腹横肌之间筋膜内继续向前穿行,在此筋膜间隙与髂腹股沟神经和旋髂深动脉共同走行,约在腹股沟管浅环上方 3 cm 处穿腹外斜肌腱膜达皮下。沿途发出分支分布腹壁诸肌,皮支支配臀外侧区、腹股沟区及下腹部皮肤的感觉。髂腹股沟神经自髂腹下神经下方穿出腰大肌外缘,之后移行至髂窝,呈弧形走行,在髂嵴前端附近穿过腹横肌,于腹内斜肌和腹横肌之间向前穿行,经腹股沟管伴精索(子宫圆韧带)下行。其肌支分布于腹壁肌,皮支支配腹股沟部、大腿内侧、阴囊、阴茎根部或大阴唇皮肤的感觉(图 7-2-1)。

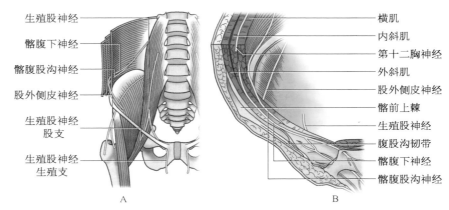

图 7-2-1 髂腹下、髂腹股沟神经

【超声引导穿刺方法】

准备·患者取仰卧位。采用高频线阵超声探头(6~13 MHz)。

方法·将超声探头置于髂前上棘内侧水平(图 7-2-2)。于腹外斜肌和腹内斜肌之间可见呈蜂窝状梭形的高回声,即为髂腹下神经。旋髂深动脉常走行于髂腹下神经与髂腹股沟神经之间,髂腹下神经多位于其外侧,通过彩色多普勒超声模式可帮助定位(图 7-2-3)。

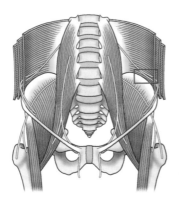

图 7-2-2 髂腹下、髂腹股沟神经阻滞时超声探头定位

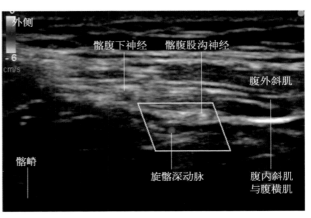

图 7-2-3 髂腹下、髂腹股沟神经阻滞时超声图像

采用平面内技术,当穿刺针尖到达腹内斜肌与腹横肌筋膜间隙靠近髂腹股沟或髂腹下神经时注药,超声图像上可见弓形向下的腹横肌浅筋膜影。

【适应证】

带状疱疹神经痛;髂腹下和髂腹股沟神经卡压;慢性术后疼痛综合征;腰神经丛病变;腰神经根病变;腹股沟区神经痛等。

【并发症】

损伤腹腔、盆腔脏器;瘀血和血肿。

第三节　后入路腹腔神经丛阻滞

【相关解剖】

腹腔神经丛是腹腔和胸腔交感神经系统中最大的自主神经丛,主要接受来自脾、胰、肝、网膜、肾上腺、肾以及横结肠以上消化道的神经纤维。腹腔神经丛位于腹主动脉上段和 T12、L1 椎体的前方及两侧,围绕腹腔干和肠系膜上动脉的根部。腹腔神经丛前方有胰及位于胰后方的下腔静脉、门静脉、肠系膜上静脉,外侧有肾上腺,后方有膈脚。腹腔神经丛最常见的形状为三角形,位于 L1 椎体两边。由于肋弓下缘是个弧形的骨性结构,会阻挡超声束的射入及成像,很难显影 T12 椎体及周围结构。因此超声定位腹腔神经丛的关键是定位 L1 椎体,以及 L1 椎体前缘的腹主动脉,最好能够追踪到腹腔动脉。比较理想的穿刺部位是腹腔动脉和腹主动脉之间。然而,腹腔神经丛和肋弓会有较多变异,尤其当邻近组织有恶性病变时(图 7-3-1),因此超声引导操作应该因人而异,要个性化操作。

【超声引导穿刺方法】

准备·患者取俯卧位,腹部垫高。采用低频凸阵探头(2～5 MHz)。

方法·将超声探头置于棘突连线向右旁开 6 cm 处,使其长轴与肋弓平行,并将探头放置于第十二肋骨下缘,调整探头,尽量使超声束的方向偏转,指向腰椎椎体。此时在超声图像上可以显示椎体和横突的声影,此为 L2 椎体和横突;在横突的浅面前方见

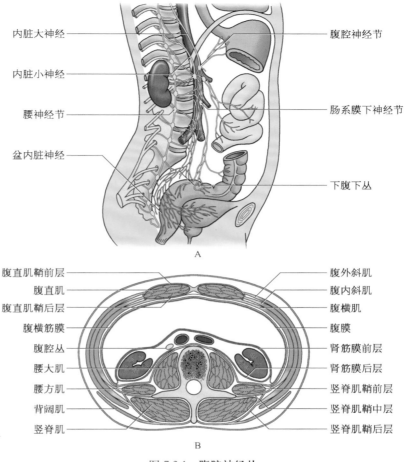

内脏大神经

内脏小神经

腰神经节

盆内脏神经

腹腔神经节

肠系膜下神经节

下腹下丛

A

腹直肌鞘前层

腹直肌

腹直肌鞘后层

腹横筋膜

腹腔丛

腰大肌

腰方肌

背阔肌

竖脊肌

腹外斜肌

腹内斜肌

腹横肌

腹膜

肾筋膜前层

肾筋膜后层

竖脊肌鞘前层

竖脊肌鞘中层

竖脊肌鞘后层

B

图 7-3-1 腹腔神经丛

A.侧面观;B.横断面

一低回声周围包绕高回声影的类圆形结构,即为腰大肌;在腰大肌后外侧的低回声类似椭圆形的结构为腰方肌;横突后方类圆形低回声影为竖脊肌。在腰大肌前方即为腹腔和后腹膜内组织,其中椭圆形的低回声结构,随呼吸而运动,即为肾脏。在椎体前方可见一搏动的无回声类圆形结构,即为腹主动脉。

穿刺的目标为腹主动脉的外侧。常规消毒铺巾后,在超声引导下将穿刺针从后方向前内侧穿刺,穿过腰方肌、腰大肌,避开肾脏,穿刺至后腹膜内腹主动脉旁(图 7-3-2),回抽无血,注射造影剂。X线透视下显示造影剂在椎体前外侧呈羽毛状扩散(图 7-3-3),说明穿刺针尖已经到达目标部位,即可注射药物。若要进行无水乙醇注射进行腹腔神经丛毁损,则尽量将探头倾斜,使超声束向头端偏转,此时可以显影 L1 椎体和横突,造影确认后即可注射。

【适应证】

上腹部晚期癌痛导致的背痛。

【并发症】

感染；腹膜后血肿；肾损伤导致的血尿；低血压；气胸、胸腔积液；损毁可导致顽固性腹泻。

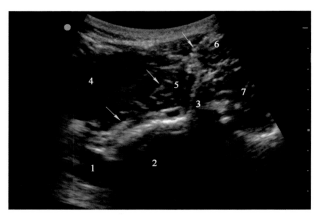

图 7-3-2　后入路腹腔神经丛阻滞时超声图像

1.腹主动脉；2.L2 椎体；3.椎体横突；4.肾脏；5.腰大肌；6.腰方肌；7.竖脊肌；箭头所示：穿刺针

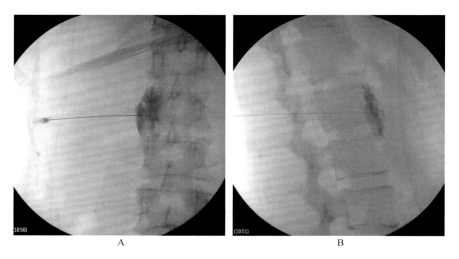

A　　　　　　　　　　　　B

图 7-3-3　后入路腹腔神经丛阻滞时注射造影剂，X 线透视图像显示造影剂在椎体前外侧呈羽毛状扩散

A.前后位；B.侧位

（吕莹莹）

第八章
腰部疼痛

腰部疼痛在临床上较为常见,以往腰部的各类阻滞治疗主要依靠体表定位或 C 形臂 X 线机引导。该方法体表定位操作简便,但主要依靠经验,达不到精确治疗的目的;C 形臂 X 线机引导下各类介入操作具有定位精确的优势,但因设备、场地等条件限制,基层医院难以开展,且 X 线辐射对孕妇等特殊患者群体不适用。而在超声引导下进行腰部阻滞治疗,能清楚地显示腰部软组织及神经,具有定位精确、操作简便、适用范围广(各级医院)及患者情况不限等优势。

第一节　腰椎小关节注射和脊神经后内侧支阻滞

【相关解剖】

腰椎小关节由相邻腰椎上、下关节突的关节面连接而成,腰椎小关节的关节面主要呈上凹面型或平面型,即上关节突关节面呈凹面,下关节突关节面呈凸面,或上、下关节面均呈直平面,这对临床超声影像的理解有所帮助(图 8-1-1)。

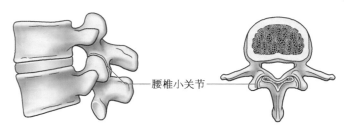

腰椎小关节

图 8-1-1
腰椎小关节

　　腰脊神经后内侧支（medial branch，MB）由腰脊神经根后支发出，支配上位小关节的下部分和下位小关节上部分，如 L2 MB 支配 L2～L3 小关节的下部分和 L3～L4 小关节上部分。L1～L4 MB 绕过下位椎体横突根部和上关节突交界外侧缘；L5 MB 则绕过骶骨上关节突、骶骨翼间沟下行。超声引导下 MB 阻滞的目标靶点 L1～L4 为上关节突和横突根部交界处，L5 则是上关节突和骶骨翼交界的凹槽处（图 8-1-2）。由于腰椎小关节一般接受本节和上位节段脊神经后内侧支的双重支配，因此治疗时至少需要阻滞相应水平和上位水平的脊神经后内侧支。

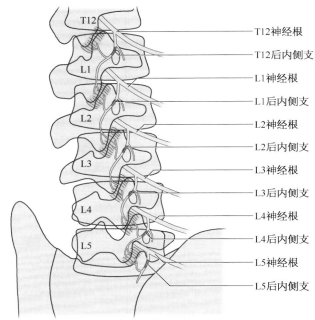

T12神经根
T12后内侧支
L1神经根
L1后内侧支
L2神经根
L2后内侧支
L3神经根
L3后内侧支
L4神经根
L4后内侧支
L5神经根
L5后内侧支

图 8-1-2
腰椎脊神经后内侧支

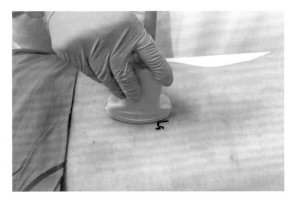

图 8-1-3　**腰椎小关节注射（轴位切面）时超声探头定位，确认脊柱节段**

【超声引导穿刺方法】

1. 腰椎小关节注射

（1）轴位切面技术

准备·患者取俯卧位，腰部略垫高。采用低频凸阵探头（2～5 MHz）。

方法·首先，定位腰椎节段。一般用矢状位，将超声探头纵向放置于腰、骶段脊柱中央（图 8-1-3），可以显示骶棘、L5 棘突及 L4 棘突等（图 8-1-4）。

此时平行移动探头至椎旁 2 cm 左右，显示腰椎椎板和骶骨，L4 和 L5 椎板在超声图像中呈高回声，宽度均匀，下方呈低回声，而骶骨虽然也呈高回声，但因骶骨骨质连续，因此超声图像中显示为连续的高回声声像（图 8-1-5），以此确定腰椎节段。

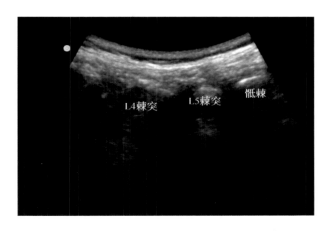

图 8-1-4
腰椎节段定位，显示腰椎棘突和骶棘

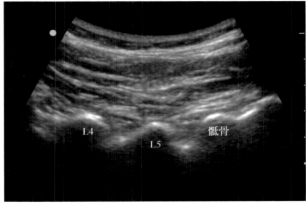

图 8-1-5
腰椎节段定位，显示腰椎椎板和骶骨

然后，将低频凸阵探头横向置于相应腰椎棘突正中水平（图 8-1-6），此时超声图像显示棘突、小关节及横突声像。中间棘突呈高回声，两侧可见上、下关节突。仔细分辨低回声的关节突关节间隙，这是腰椎小关节穿刺目标点（图 8-1-7）。

采用平面内技术，离超声探头 2～3 cm 处由外向中线进针，到达上、下关节突间隙，注射药物。

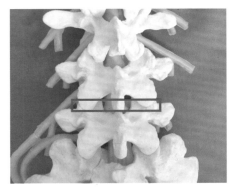

图 8-1-6　腰椎小关节和腰脊神经后内侧支阻滞时超声探头定位。

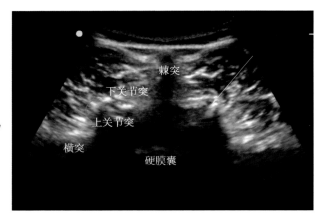

图 8-1-7
腰椎小关节和腰脊神经后内侧支阻滞时超声图像。红色曲箭头所示为上、下关节突组成的关节面,白色直线为另一侧小关节的进针路线

（2）旁矢状位切面技术

准备·患者取俯卧位,腰部略垫高。采用低频凸阵探头(2～5 MHz)。

方法·将超声探头纵向置于 L3～L4 椎旁 2～4 cm 处(图 8-1-8),可见腰椎小关节声像。在此超声图像中,可见上、下关节突及关节面,但有时典型关节面并不能清晰显现,更多见的是上、下关节面表现为连续性强回声的波浪状形态,波浪最高点是上、下关节突部位(图 8-1-9)。一般采用平面内技术,由尾端向头端进针,注射药物。

2. 腰脊神经后内侧支阻滞

准备·患者取俯卧位,腰部略抬高。采用低频凸阵探头(2～5 MHz)。

方法·将超声探头横向置于相应腰椎棘突正中水平(图 8-1-10)。可以轴位显示棘突、小关节及横突声像。大部分情况下超声图像并不能分辨出脊神经后内侧支,需通过解剖位置间接定位,上关节突和横突上缘(探头往头端缓慢平移,高回声横突影即将消失的位置)的交界处便是腰脊神经后内侧支针尖穿刺的靶点(图 8-1-11)。注意分辨腰大肌筋膜与横突,尤其是那些钙化的腰背部筋膜。

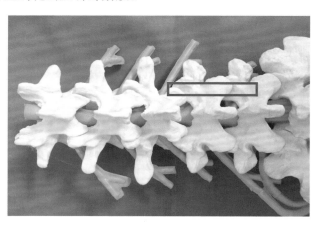

图 8-1-8
腰椎小关节注射(旁矢状位切面)时超声探头定位示意图

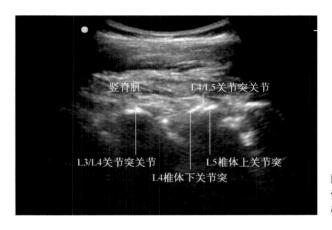

图 8-1-9
旁矢状位切面腰椎小关节
超声图像

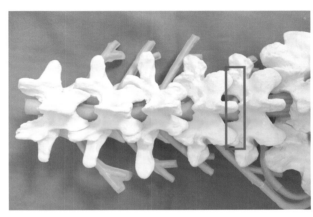

图 8-1-10
腰脊神经后内侧支阻
滞时超声探头定位

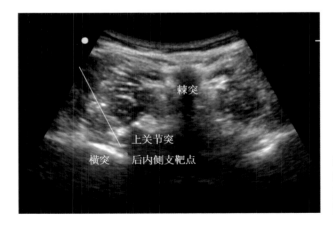

图 8-1-11
超声引导下腰脊神经后内侧支
阻滞超声图像。红色圆点为后
内侧支靶点

采用平面内技术进针,由外侧向中线进针。应仔细辨别小关节、横突声像,注药前仔细回抽,确认回抽无血液或脑脊液。以免误入血管、椎间孔和椎管内甚至蛛网膜下隙。

【适应证】

腰椎小关节退行性变引起的腰背痛。

【并发症】

误入血管、椎间孔和椎管内甚至蛛网膜下隙；神经损伤；局部感染、血肿或瘀斑等。

第二节　腰丛阻滞

【相关解剖】

腰丛由 T12 神经前支的一部分、L1～L3 神经前支和 L4 神经前支的一部分组成，位于腰大肌间隙，腰椎横突前方（图 8-2-1A）。横突背面到腰丛的距离正常为 1～2 cm，与体形无关。腰丛除发出分支支配髂腰肌和腰方肌外，还发出髂腹下神经、髂腹股沟神经、生殖股神经、股外侧皮神经、股神经和闭孔神经，分布于腹股沟区及大腿的前部和内侧部（图 8-2-1B）。

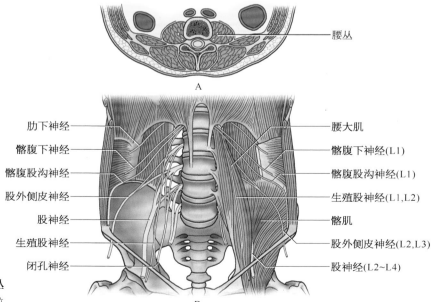

腰丛

肋下神经　　　腰大肌
髂腹下神经　　髂腹下神经(L1)
髂腹股沟神经　髂腹股沟神经(L1)
股外侧皮神经　生殖股神经(L1,L2)
股神经　　　　髂肌
生殖股神经　　股外侧皮神经(L2,L3)
闭孔神经　　　股神经(L2～L4)

图 8-2-1　腰丛
A. 横断面；B. 前后位

【超声引导穿刺方法】

1. 轴位切面平面内技术

轴位切面平面内腰丛阻滞技术,也称为"三叶草"腰丛阻滞(shamrock lumber plexus block)。所谓三叶草的"三叶"是指腰大肌、竖脊肌及腰方肌。横突深方为腰大肌,横突浅方为竖脊肌,横突之间为腰方肌(图 8-2-2A)。腰丛位于腰大肌间隙,腰椎横突前方,运用超声引导轴位切面平面内技术进行腰丛阻滞时,需避开横突(图 8-2-2B)。因为肥胖患者的腰丛往往很难在超声下直接被探查到,所以肌肉及骨骼的解剖定位显得尤为重要。

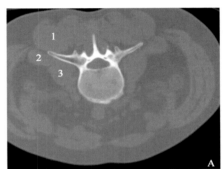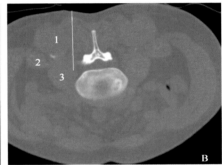

图 8-2-2　CT 图像显示"三叶草"局部解剖

A. 腰椎椎体及肌肉;B. 直线为腰丛阻滞时穿刺针路径
1、竖脊肌;2、腰方肌;3、腰大肌

准备·患者取侧卧位。采用低频凸阵探头(2~5 MHz)。

方法·采用肌骨模式,可以选择 L2~L4 水平进针,本文以 L3 水平为例。将超声探头横向置于 L3 棘突处,确认高回声的 L3 棘突;然后将探头向外侧移动(图 8-2-3),确定呈高回声的 L3 横突(横突骨皮质为高回声影,下方呈低回声区)(图 8-2-4),评估

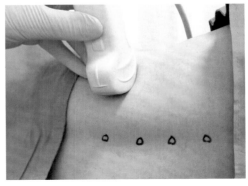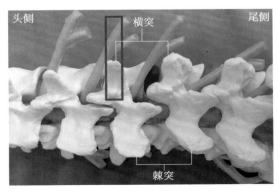

图 8-2-3　平面内技术腰丛阻滞时超声探头轴位定位　　图 8-2-4　轴位腰丛阻滞时超声探头定位示意图

其深度,此时超声图像显示腰大肌在横突深面、竖脊肌在横突浅方、腰方肌附着于横突(图 8-2-5);继续向外侧、前方移动探头,使超声探头和横突垂直,此时超声图像显示腰大肌在横突前方、竖脊肌在横突后方、腰方肌在横突浅面,即"三叶草"图像(图 8-2-6)。

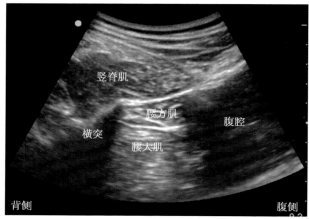

图 8-2-5
超声探头确定 L3 横突,此时超声显示腰大肌在横突下方,竖脊肌在横突浅方,腰方肌附着于横突

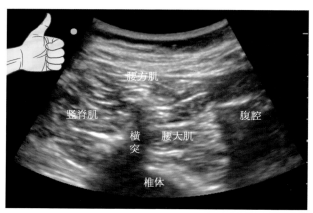

图 8-2-6
"三叶草"超声图像:横突和椎体的形态类似于"点赞",横突类似大拇指,椎体类似手掌

　　显示"三叶草"结构后,可调节超声仪器至神经模式,腰丛在横突深面的腰大肌间隙,呈高回声影(图 8-2-7)。一般采用从脊柱侧椎旁进针,确定横突和腰大肌、竖脊肌、腰方肌和腰丛后,稍往尾端平行移动探头,使进针路径上避开横突。采用平面内技术,将穿刺针到达腰大肌内高回声的腰丛(图 8-2-8)。进针时,在椎旁 3~4 cm 进针(图 8-2-9),针干与探头平行。注意进针点与探头的关系,进针点宜远离探头,这样的目的一是可以使穿刺针到达目标靶点的距离最近,二是可以最大限度地使穿刺针在超声探头下方显示。因为有时腰丛穿刺节段在 L3 椎体水平,此时要注意肾脏位置,可以使用彩色多普勒超声模式观察血流来确认肾脏,避免损伤肾脏等内脏器官(图 8-2-10)。

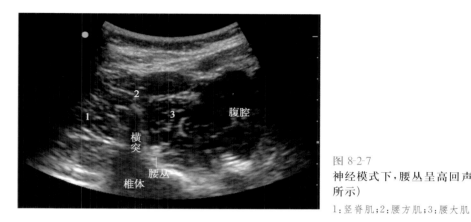

图 8-2-7

神经模式下，腰丛呈高回声(直线所示)

1：竖脊肌；2：腰方肌；3：腰大肌

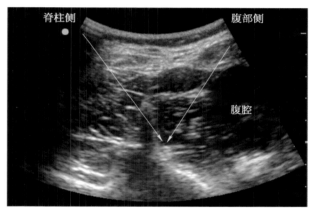

图 8-2-8

超声图像显示"三叶草"腰丛阻滞穿刺针进针路线

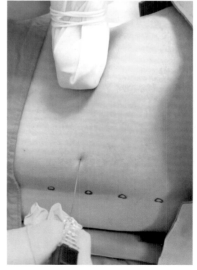

图 8-2-9　脊柱侧进针时，旁开脊柱正中 3～4 cm 进针，针干与探头平行，到达目标靶点

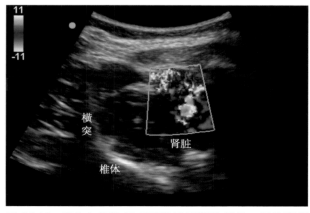

图 8-2-10　彩色多普勒超声图像显示肾脏影像。腰丛阻滞时需注意避免损伤肾脏

也可从腹部侧进针,但应注意腹腔位置,避免穿刺针尖误入腹腔,损伤内脏器官。

2. 旁正中矢状位平面外技术

准备·患者取患侧向上的侧卧位。采用低频凸阵探头(2～5 MHz)。

方法·将超声探头纵向置于脊柱中线旁开3～4 cm处(图8-2-11)。超声图像上横突表现为"城垛样"特征,即间断的高回声波浪曲线,竖脊肌在横突表面,腰大肌在相邻横突之间及其深层。仔细辨别腰大肌后1/3与前2/3交界处的高回声结构即为腰丛(图8-2-12)。

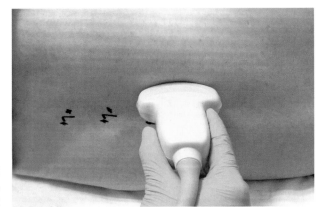

图 8-2-11
旁正中矢状位平面外技术腰丛
阻滞时超声探头定位

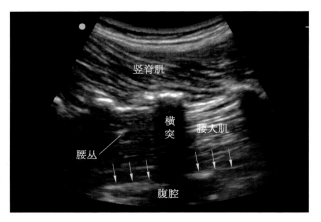

图 8-2-12
长轴平面外技术腰丛阻滞时超声
图像,白色箭头所示为腰丛

采用平面外进针技术,针尖到达高回声腰丛位置,注射药物。

【适应证】

腰椎退行性病变引起的下腰痛和下肢疼痛;肿瘤转移性神经痛;糖尿病性神经痛;

髋或膝手术术后镇痛等。

【并发症】

全脊麻(误入椎管甚至蛛网膜下腔引起);损伤内脏器官特别是肾脏(应常规彩色多普勒超声查看肾脏位置);神经损伤;局部感染、血肿或瘀斑等。

第三节　选择性腰神经根阻滞

【相关解剖】

腰神经根自脊髓发出,经椎间孔向前下外斜行(图 8-3-1)。五对腰神经根经同序列椎骨下方的椎间孔穿出。椎间孔的顶部和底部是相邻椎体的椎弓切迹;前界为相邻椎体后缘、椎间盘、后纵韧带外侧延伸部分;后界为上、下关节突,黄韧带外侧延伸部分。

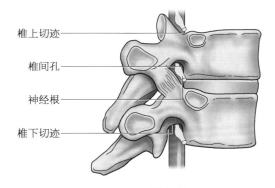

图 8-3-1　腰神经根

椎上切迹
椎间孔
神经根
椎下切迹

【超声引导穿刺方法】

1. 轴位切面技术

准备·患者取侧卧位,患侧朝上。采用低频凸阵探头(2～5 MHz)。

方法·将超声探头横向置于患者目标腰椎节段棘突水平,首先确认小关节突和横突超声图像(参见图 8-1-10)。参照腰丛阻滞时轴位显示"三叶草"的方法,将超声探头向腹部侧移动,距椎旁 4 cm 左右(图 8-3-2、图 8-3-3),可清晰地显示横突和腰大肌、竖脊肌、腰方肌和腰丛(图 8-3-4)。然后,平行向尾端稍微移动一下探头直至横突完全消失,于关节突下方可见椎体,关节突和椎体之间的区域为椎间孔外口,可见高回声神经根(图 8-3-5)。超声图像显示横突后,在平行向尾端稍微移动直至横突完全消失的过程中,可追溯横突下方,以及关节突和椎体之间的椎间孔外口处高回声的神经根声像(图 8-3-6)。

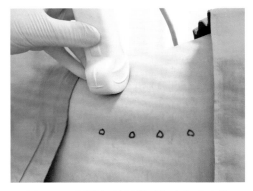

图 8-3-2　腰神经根阻滞时超声探头定位

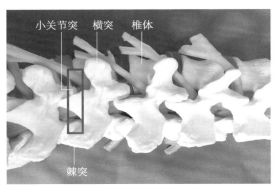

图 8-3-3　腰神经根阻滞时超声探头定位示意图

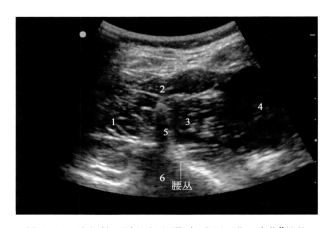

图 8-3-4　选择性腰神经根阻滞时，先显示"三叶草"结构

　　1、竖脊肌；2、腰方肌；3、腰大肌；4、腹腔；5、横突；6、椎体；虚线箭头：高回声图像为腰丛

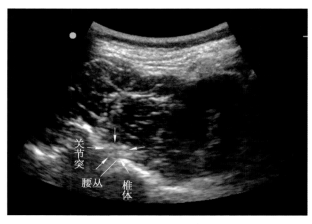

图 8-3-5　超声引导下腰神经根定位

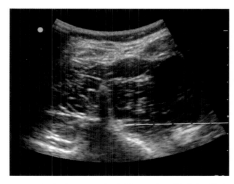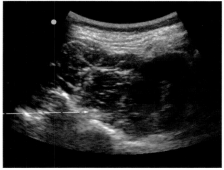

图 8-3-6　追踪神经根,虚线箭头所示的左侧横突下方和右侧椎间孔区的高回声神经图像始终存在

　　腰椎 CT 图像显示椎间孔外口神经根阻滞的进针示意路径(图 8-3-7)。采用平面内技术,从脊柱侧进针,针尖到达椎间孔处高回声神经根部位(图 8-3-8),当针尖到达神经根处可引起放射性异感,然后注射药物。也可从腹部侧进针(图 8-3-8),但应注意

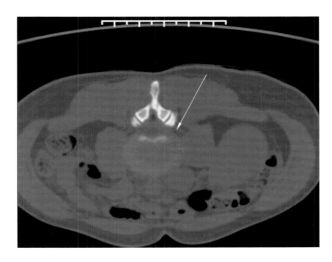

图 8-3-7
CT 图像示穿刺示意图,箭头所示为椎间孔出口处神经根位置

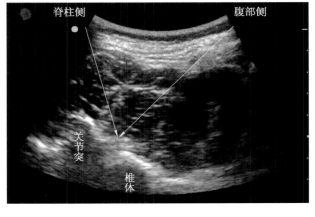

图 8-3-8
超声引导下腰神经根阻滞穿刺针路径

腹腔位置,避免穿刺针尖误入腹腔,损伤内脏器官;并需要注意进针深度,防止针尖穿刺入椎间孔内引起硬膜外注射甚至蛛网膜下隙注射。

2. 旁矢状位切面技术

准备・患者取俯卧位。采用低频凸阵探头(2~5 MHz)。

方法・将超声探头纵向平行置于脊柱患侧,缓慢向外侧移动探头,依次可见关节突(图 8-3-9)和横突(图 8-3-10)。出现横突时,探头再朝中线移动,直到关节突的外侧边缘重新出现。这个扫查的平面称为神经根出口平面(pararadicular aditus plane, PAP)(图 8-3-11、图 8-3-12)。超声探头位于神经根出口平面时,关节突在横突上方,横突在关节突下方,超声图像显示横突与关节突融合成一宽大低回声区,横突为关节突底部膨大部分。两个相邻横突之间会出现一条薄的高回声带,即横突间韧带。横突间韧带为重要的解剖标志,神经根位于横突间韧带腹侧(图 8-3-13)。

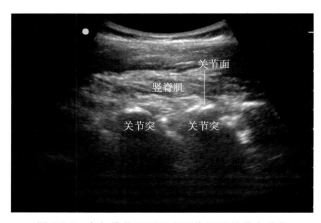

图 8-3-9　旁矢状位切面超声图像显示关节突关节

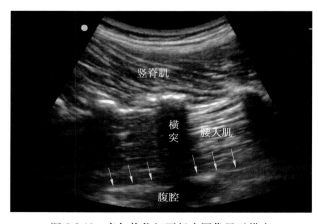

图 8-3-10　旁矢状位切面超声图像显示横突

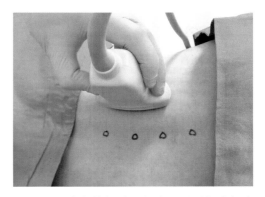

图 8-3-11　旁矢状位神经根出口平面超声探头定位

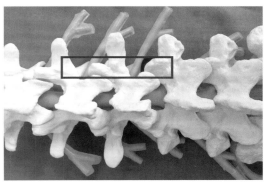

图 8-3-12　旁矢状位神经根出口平面超声探头定位示意图

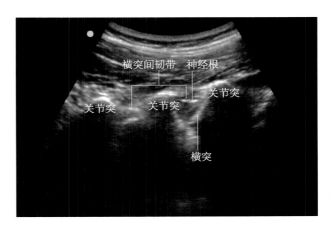

图 8-3-13
旁矢状位神经根出口平面超声图像

　　穿刺时采用平面内技术,即穿刺针与探头的长轴面平行,针尖到达横突间韧带后缓慢进针,穿过横突间韧带,即达神经根周围。也可采用平面外技术,突破横突间韧带,到达神经根周围。穿刺时应仔细辨别椎间孔,注意进针路径及进针深度,注药前仔细回抽,确认回抽无血液或脑脊液。

【适应证】

各种原因引起的根性神经痛;累及腰神经的带状疱疹神经痛等。

【并发症】

误入椎管甚至蛛网膜下隙;神经损伤;局部感染、血肿或瘀斑等。

第四节　腰交感神经节阻滞

【相关解剖】

腰交感神经节位于脊柱椎体前外侧，一般每侧有 4 个，借节间支连成腰交感神经干（图 8-4-1A）。右侧腰交感神经节位于下腔静脉外侧或部分被下腔静脉覆盖；左侧腰交感神经节位于腹主动脉外侧，腰大肌位于腰交感节后外侧（图 8-4-1B）。腰椎横突距腰交感神经节的距离相对固定，约 3.5 cm。

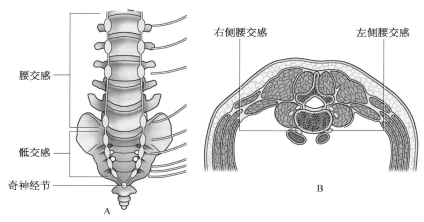

图 8-4-1　腰交感神经节
A. 前后位；B. 横断面

【超声引导穿刺方法】

准备·患者取侧卧位，患侧向上。使用凸阵探头（2～5 MHz）。

方法·选择 L2 交感神经节水平进行穿刺。先将超声探头横向置于 L2 棘突水平，继续向腹侧移动来确定 L2 横突，为高回声影，确定其深度（图 8-4-2），此时超声图像显示横突，调整景深，可以看见呈低回声的椎体声像。采用彩色多普勒超声模式时可见腰大肌前方肾区血流图及深部腹主动脉或下腔静脉血流图（图 8-4-3）。选择左侧腰交感神经节阻滞时可见椎体旁腹主动脉波动声像，选择右侧腰交感神经节阻滞时可见下腔静脉声像。

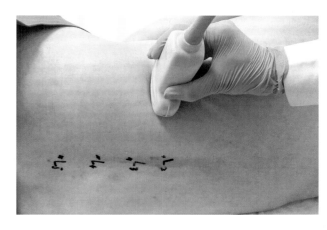

图 8-4-2
腰交感神经阻滞时超声探头定位

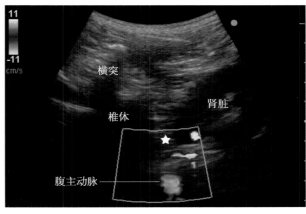

图 8-4-3
超声图像显示 L2 横突呈低回声的椎体。彩色多普勒超声模式可见腰大肌前方肾区血流图及深面的血管图像。五角星所示为腰交感神经阻滞靶点

采用平面内技术，稍微移动超声探头以避开横突，用 22 号穿刺针从探头脊柱侧斜行进针，旁开脊柱正中 3～4 cm，针干与探头平行，朝向椎体，超声图像显示针尖滑过椎体或椎间盘，到达血管上方，即为交感神经节目标靶点（图 8-4-4）。注入药物后，有时可见 L2 椎体与腰大肌之间不规则低回声区，周围有高回声晕围绕。阻滞成功后患者自感下肢发热、疼痛缓解。穿刺

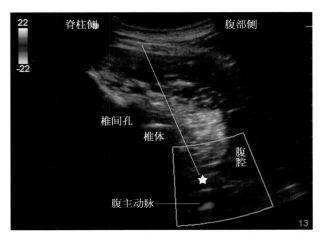

图 8-4-4　腰交感神经阻滞超声图像。五角星所示为阻滞部位

时应仔细分辨腹主动脉或下腔静脉的位置,针尖达到靶点后,注药前应仔细回抽是否有血;还应常规多普勒超声检查看肾脏所在位置,穿刺针应从脊柱侧进针,而不是从腹部侧进针,以免针尖误入腹腔。

【适应证】

雷诺病;血栓闭塞性脉管炎;糖尿病末梢神经痛;缺血性坏死;下肢溃疡;冻伤;灼性神经痛;幻肢痛;复杂局部疼痛综合征;恶性或癌性交感神经痛等。

【并发症】

误入血管;损伤内脏器官特别是肾脏;神经损伤;局部感染、血肿或瘀斑等。

第五节　胸腰筋膜阻滞

【相关解剖】

胸腰筋膜为脊柱区的深筋膜,在第十二肋与髂嵴之间分为前、中、后3层。胸腰筋膜后层覆于竖脊肌后面,内侧附着于腰椎棘突和棘上韧带;中层位于竖脊肌与腰方肌之间,内侧附着于腰椎横突;前层位于腰方肌前面,内侧附着于腰椎横突。在竖脊肌外侧缘,后层与中层会合形成竖脊肌鞘。在腰方肌外侧缘,中层与前层会合形成腰方肌鞘。胸腰筋膜在L3～L4棘突水平还有背阔肌、腹外斜肌、腹内斜肌和腹横肌的腱膜参与(图8-5-1)。

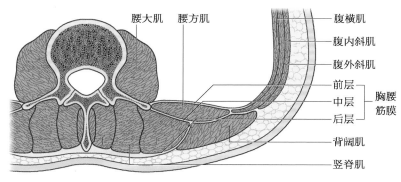

图8-5-1　L3水平胸腰筋膜

【超声引导穿刺方法】

以 L3 横突水平为例,介绍胸腰筋膜阻滞。

准备·患者取侧卧位,患侧朝上。采用低频凸阵探头(2~5 MHz)。

方法·将超声探头放置于 L3 水平(图 8-5-2)。按本章第二节所述,确认竖脊肌、腰方肌和腰大肌;竖脊肌在横突浅方,竖脊肌深方及内侧为腰方肌,腰方肌深方为腰大肌(图 8-5-3)。随后将探头向外侧移动,可见背阔肌、腹外斜肌、腹内斜肌和腹横肌(图 8-5-4)。

确认各肌肉后,再移动超声探头回到横突水平,采用平面内技术进针,由外向中线,可进行胸腰筋膜前层、中层及后层阻滞(图 8-5-5)。进针时注意避免针尖误入腹腔。在胸腰筋膜前层阻滞时,针尖到达腰方肌前方;在胸腰筋膜中层阻滞时,针尖到达竖脊肌和腰方肌间隙;在胸腰筋膜后层阻滞时,针尖到达竖脊肌和背阔肌腱膜之间(图 8-5-5)。

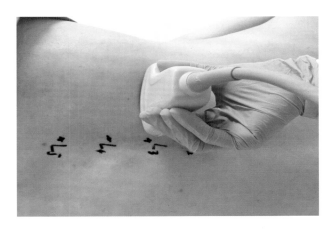

图 8-5-2
胸腰筋膜阻滞时超声探头定位

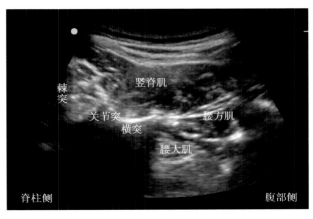

图 8-5-3
超声图像显示横突上方的竖脊肌、附着于横突的腰方肌及横突下方的腰大肌

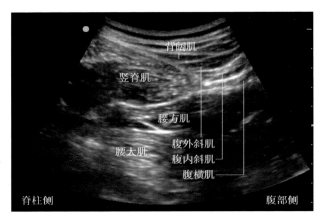

图 8-5-4
探头向腹部侧移动，超声图像
显示背阔肌、腹外斜肌、腹内
斜肌和腹横肌等腹部肌肉

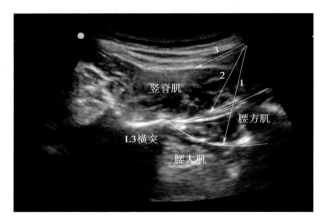

图 8-5-5
胸腰筋膜阻滞超声图像。箭
头 1 示胸腰筋膜前层阻滞进
针路径；箭头 2 示胸腰筋膜中
层阻滞进针路径；箭头 3 示胸
腰筋膜后层阻滞进针路径

【适应证】

第三腰椎横突综合征；腰肌劳损；胸腰筋膜间隙病变引起的疼痛等。

【并发症】

误入椎管内甚至蛛网膜下隙；损伤腹腔脏器；损伤神经；局部感染、血肿或瘀斑等。

（浦少锋）

第九章
盆腔和骶尾部疼痛

盆腔疼痛可能来自盆腔内脏(膀胱、直肠、内生殖器)、神经(骶丛及其分支,如坐骨神经、阴部神经、下腹下神经丛、奇神经节等)、肌肉和骨骼(梨状肌、盆底肌肉或筋膜、骶骨和尾骨)等。超声引导下的局部注射可以缓解和治疗其中的一些疼痛。

第一节　骶丛阻滞

【相关解剖】

骶丛由腰骶干(L4 脊神经前支部分纤维和 L5 脊神经前支)、全部骶神经和尾神经的前支组成,呈尖端朝向坐骨大孔的三角形,位于盆腔骶骨和梨状肌的前面、髂内动脉的后方(图 9-1-1)。骶丛分支包括臀上神经、坐骨神经、阴部神经、闭孔神经、臀下神经、股后皮神经,支配臀部、会阴区、下肢的感觉和运动。

【超声引导穿刺方法】

准备 · 患者取俯卧位(腹部稍垫高),或者取侧卧患侧向上并屈髋稍屈膝位(图 9-1-2)。采用低频凸阵探头(2～5 MHz)。

方法 · 先于髂后上棘和股骨大转子间做一连线(图 9-1-2,图 9-1-3)。将超声探头置于连线的内 1/2(图 9-1-4A),缓慢向头端平移探头(图 9-1-4B),直到超声图像显示内浅外深连续的高回声影——髂骨翼(图 9-1-5)。随后将探头向尾侧移动,可以观察

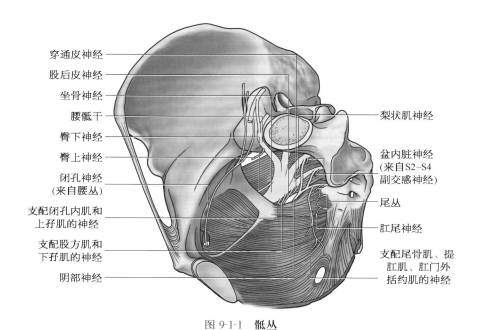

穿通皮神经

股后皮神经

坐骨神经

腰骶干

臀下神经

臀上神经

闭孔神经
（来自腰丛）

支配闭孔内肌和
上孖肌的神经

支配股方肌和
下孖肌的神经

阴部神经

梨状肌神经

盆内脏神经
（来自S2~S4
副交感神经）

尾丛

肛尾神经

支配尾骨肌、提
肛肌、肛门外
括约肌的神经

图 9-1-1　骶丛

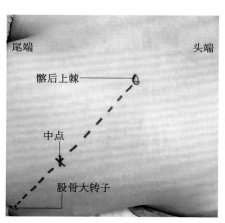

尾端

头端

髂后上棘

中点

股骨大转子

图 9-1-2　骶丛阻滞的体表定位

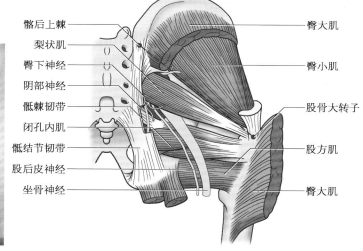

髂后上棘

梨状肌

臀下神经

阴部神经

骶棘韧带

闭孔内肌

骶结节韧带

股后皮神经

坐骨神经

臀大肌

臀小肌

股骨大转子

股方肌

臀大肌

图 9-1-3　骶丛体表定位对应的解剖结构

到连续的高回声中断，出现缺口（图 9-1-6），提示探头到达坐骨大切迹即坐骨大孔上缘（图 9-1-7）。将探头继续稍向尾侧移动（图 9-1-8），可以显示坐骨大孔内侧的骶骨，骶骨深面"发出"一条索状的肌肉，即梨状肌（图 9-1-9）。梨状肌的深面可以扫查到三角形高回声的神经组织，便是骶丛（图 9-1-9），骶丛内侧可见臀下动脉（图 9-1-9）。

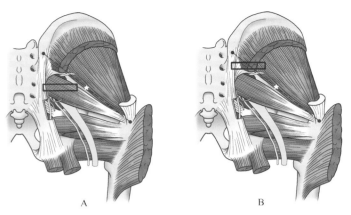

图 9-1-4 骶丛阻滞超声探头定位和移动示意图

黑色矩形框表示超声探头,白色星为连线中点,探头从右下往上移动。
A.连线中点水平;B.髂骨翼水平

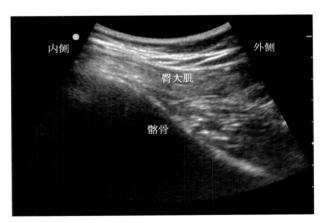

图 9-1-5 髂骨翼的超声声像图

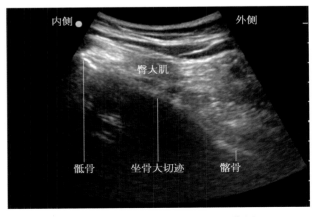

图 9-1-6 坐骨大切迹水平超声声像图

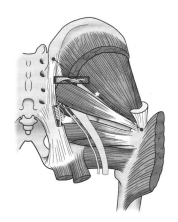

图 9-1-7　坐骨大切迹扫查超
声探头定位示意图

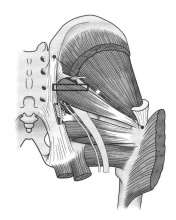

图 9-1-8　骶丛扫查超声探头
定位示意图

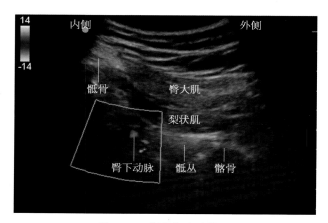

图 9-1-9　骶丛超声声像图

采用平面内技术，由外向内穿刺进行骶丛阻滞。

【适应证】

坐骨神经痛；盆腔痛；骶丛受损引起的疼痛。

【并发症】

感染；血肿；神经损伤；伤及直肠；下肢麻痹。

第二节 梨状肌注射

【相关解剖】

梨状肌位于骶骨前面、小骨盆的后壁。起点为 S2～S5 骶椎前侧面,经坐骨大孔入臀部,跨过髂骨,止于股骨大转子后面(图 9-2-1)。梨状肌将坐骨大孔分为梨状肌上孔和梨状肌下孔。梨状肌上孔走行的结构由外向内依次为臀上神经、臀上动脉、臀上静脉。梨状肌下孔走行的结构由外向内依次为坐骨神经、股后皮神经、臀下神经、臀下动脉、臀下静脉、阴部内动脉、阴部内静脉、阴部神经。结构排列有一定的个体差异。

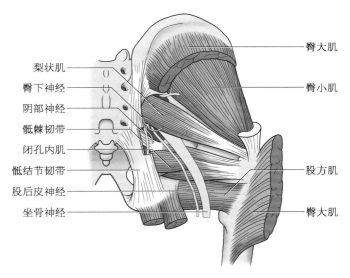

图 9-2-1 梨状肌

【超声引导穿刺方法】

准备·患者取俯卧位,腹部垫高,或者取侧卧屈髋屈膝位。采用低频凸阵探头(2～5 MHz)。

方法·超声扫查的步骤与骶丛很类似。先将超声探头置于髂后上棘水平,向下移动探头,先扫查到坐骨大切迹,然后沿着髂后上棘和股骨大转子的连线方向稍微旋转探头,与连线平行(图 9-2-2),并略微往尾端移动,即可显示梨状肌(图 9-2-3)。梨状肌内侧起自骶骨的深面,向外通过坐骨大孔,跨过髂骨和坐骨后缘,继续向外下方延伸,

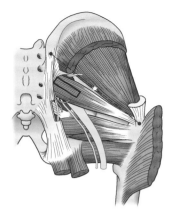

图 9-2-2　梨状肌扫查超声探头定位示意图

黑色矩形框为探头位置,白色星号为髂后上棘和股骨大转子连线的中点

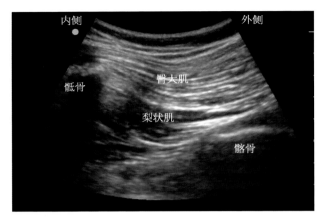

图 9-2-3　梨状肌超声声像图

附着在股骨大转子。

嘱患者屈曲膝关节,并内、外旋髋关节,超声图像可显示梨状肌的收缩,从而进一步辨别解剖结构。必须仔细辨别坐骨大切迹、坐骨大孔,以免把孖肌、闭孔内肌等其他肌肉误认为是梨状肌。

采用平面内技术,从内向外或从外向内穿刺,进行梨状肌腱膜表面注射或梨状肌内注射。

【适应证】

梨状肌综合征;坐骨神经痛。

【并发症】

感染;血肿;坐骨神经麻痹。

第三节　坐骨神经阻滞

【相关解剖】

坐骨神经是骶丛最大的分支,发自 L4～L5、S1～S3 脊神经的前支。大多数人的坐骨神经经梨状肌下孔出盆腔,也有些变异可以穿梨状肌或经梨状肌上孔出盆腔,到臀大肌的深面,继续往外下方经坐骨结节与股骨大转子之间连线中点略偏内侧处下行至股后侧(图 9-3-1)。

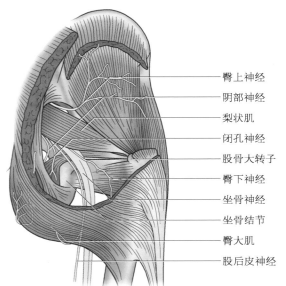

臀上神经
阴部神经
梨状肌
闭孔神经
股骨大转子
臀下神经
坐骨神经
坐骨结节
臀大肌
股后皮神经

图 9-3-1
坐骨神经

【超声引导穿刺方法】

1. 骶旁入路(parasacral approach)

准备 · 患者取俯卧位,垫高腹部,或者取侧卧患侧向上并屈髋屈膝位。采用低频凸阵探头(2~5 MHz)。

方法 · 骶旁入路坐骨神经阻滞的超声定位方法与骶丛阻滞和梨状肌注射时非常相似。当超声探头扫查到梨状肌后,将探头继续向尾端稍偏外侧移动(图 9-3-2),便可在梨状肌深面观察到坐骨神经(图 9-3-3),再将探头向上可能会观察到坐骨神经由骶丛移行而来,向外下方可以跟踪坐骨神经到坐骨表面(图 9-3-4,图 9-3-5)。探头越往外下方移动,坐骨神经离坐骨表面越远(图 9-3-6,图 9-3-7)。

骶旁入路坐骨神经阻滞的注射位点与骶丛阻滞非常靠近,坐骨神经位置低并偏外侧。采用平面内穿刺技术,一般由外向内进针行坐骨神经阻滞。因坐骨神经在该处穿梨状肌时容易受到卡压,所以该入路是疼痛治疗中坐骨神经阻滞最常用的入路。

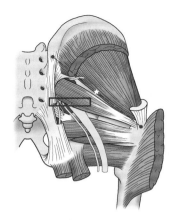

图 9-3-2　骶旁入路坐骨神经阻滞探头定位示意图

黑色矩形框为探头,白星为髂后上棘和股骨大转子连线的中点

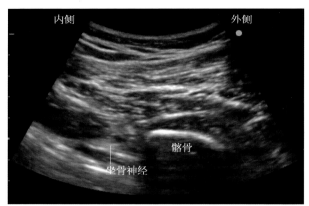

图 9-3-3　骶旁入路坐骨神经阻滞超声声像图

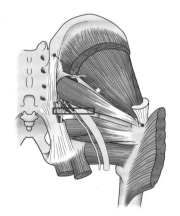

图 9-3-4　坐骨表面坐骨神经扫查时探头定位示意图

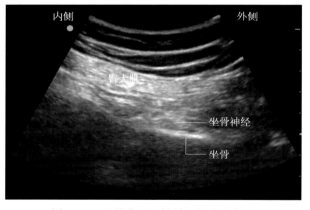

图 9-3-5　坐骨表面坐骨神经超声声像图

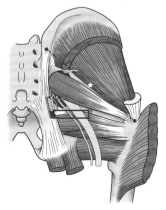

图 9-3-6　坐骨表面坐骨神经扫查时探头定位示意图(外下方)

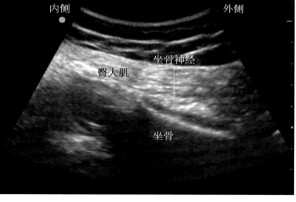

图 9-3-7　坐骨表面坐骨神经超声声像图(外下方)

【适应证】

坐骨神经痛;梨状肌综合征。

【并发症】

感染;血肿;坐骨神经麻痹;神经损伤。

2. **经臀入路**(transgluteal approach)

准备 · 患者取侧卧屈髋、屈膝患侧朝上位,或者取俯卧位,垫高腹部。采用低频凸阵探头(2～5 MHz)。

方法 · 体表定位坐骨结节、股骨大转子并作连线,将超声探头置于连线上(图 9-3-8),可以显示内侧坐骨结节和外侧的股骨大转子,并在靠坐骨结节处找到三角形或梭行的坐骨神经(图 9-3-9)。

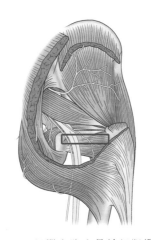

图 9-3-8 经臀入路坐骨神经阻滞时超声探头定位示意图

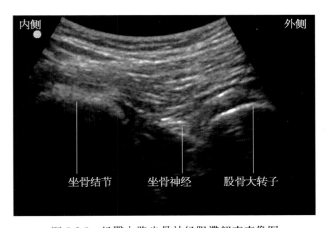

图 9-3-9 经臀入路坐骨神经阻滞超声声像图

采用平面内技术由外向内进行穿刺。

【适应证】

坐骨神经痛的治疗、诊断和鉴别诊断。

【并发症】

感染;血肿;坐骨神经损伤。

第四节 骶管注射

【相关解剖】

骶管是骶骨内的骨性管道，内为椎管的延伸，蛛网膜下隙一般延伸至 S1，其余都是硬膜外腔，直到尾骨。骶管内含有 5 对骶神经。后正中线 S4 下后部和 S5 全部后方，有一个天生的裂隙为骶裂孔，被骶尾韧带和脊上韧带所覆盖，两侧有骶骨角，骶尾韧带和脊上韧带深面为骶管硬膜外间隙（图 9-4-1）。

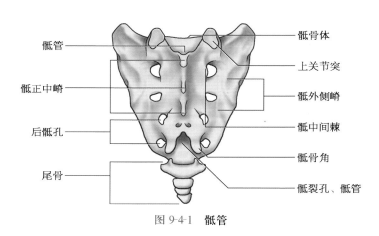

骶管 —— 骶骨体

骶正中嵴 —— 上关节突

后骶孔 —— 骶外侧嵴

尾骨 —— 骶中间棘

骶骨角

骶裂孔、骶管

图 9-4-1 骶管

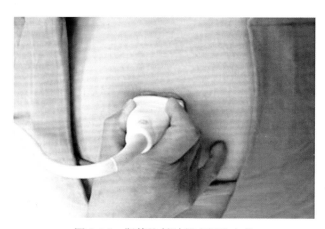

图 9-4-2 骶管注射时超声探头定位

【超声引导穿刺方法】

准备·患者取俯卧位，略垫高腹部。选择高频线阵探头（5～10 MHz）。

方法·仔细扪及骶骨角，将超声探头水平置于骶骨角水平（图 9-4-2，图 9-4-3），超声图像显示双侧骶骨角的高回声影，呈 U 形（图 9-4-4）。其中，浅层高回声结构为骶尾韧带和脊上韧带，深处为骶骨后缘,中间即为骶管腔。旋转探头 90°(图 9-4-5),获得纵向骶管和骶尾韧带界面(图 9-4-6)。

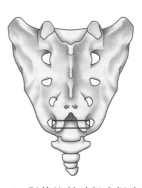

图 9-4-3 骶管注射时超声探头横切定位示意图

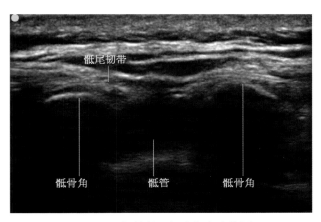

图 9-4-4 骶管轴切扫查超声声像图

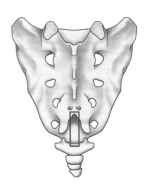

图 9-4-5 骶管注射时超声探头纵切定位示意图

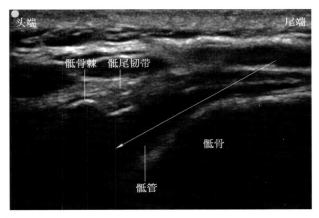

图 9-4-6 骶管纵切扫查超声声像图(箭头为穿刺针进针方向)

采用平面内技术由尾端进针,突破脊上韧带和骶尾韧带后进行骶管注射。

【适应证】

坐骨神经痛;会阴痛;盆腔痛。

【并发症】

解剖变异的患者蛛网膜下隙过低可能误注入蛛网膜下隙;感染;血肿。

第五节　骶髂关节注射

【相关解剖】

骶髂关节是由上3个骶椎外侧和髂骨内侧的耳状关节面镶嵌连接而成的滑膜关节,关节腔隙为前内向后外方向不规则的耳状形态。后方表面有骶髂后韧带、骶髂骨间韧带、骶结节韧带、骶棘韧带覆盖,骶髂关节注射时必须突破这些韧带(图9-5-1)。

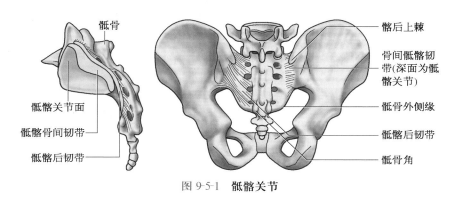

骶骨
髂后上棘
骨间骶髂韧带(深面为骶髂关节)
骶骨外侧缘
骶髂关节面
骶髂骨间韧带
骶髂后韧带
骶髂后韧带
骶骨角

图9-5-1　骶髂关节

【超声引导穿刺方法】

准备·患者取俯卧位,腹部稍垫高。采用高频线阵探头(5～10 MHz)。

方法·将超声探头横向置于骶骨的骶裂孔水平,找到骶骨角(图9-5-2,图9-5-3),然后探头向外侧、上方移动,直到显示骶骨的外侧缘(图9-5-4,图9-5-5)。将超声探头继续向头端略偏外移动(图9-5-6),直至显示髂骨,两个骨性轮廓之间的裂隙即为骶髂关节(图9-5-7)。

继续向下平移探头,尽可能扫查到骶骨和髂骨接近同一深度的平面(图9-5-8),采用平面外或平面内穿刺技术,使针尖尽可能突破骶骨髂骨间的韧带,进入骶髂关节间隙。随着超声探头继续往头端移动,可以显示髂骨声像逐渐变浅(图9-5-9)。

为保证确切的关节腔内注射,技术不熟练、条件允许者可以在穿刺到位后注射造影剂,在C形臂X线机透视下注射造影剂,再次确认针尖是否到达骶髂关节腔内(图9-5-10)。

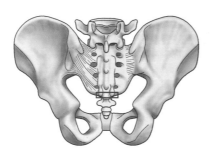

图 9-5-2 骶髂关节扫查探头定位（骶骨角水平）

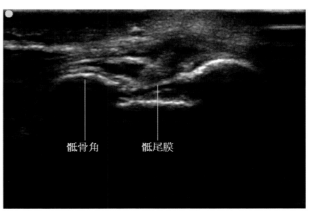

骶骨角　　骶尾膜

图 9-5-3 骶髂关节扫查骶骨角水平超声声像图

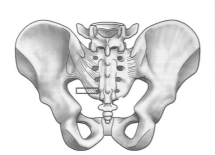

图 9-5-4 骶髂关节扫查探头定位（骶骨外侧缘）

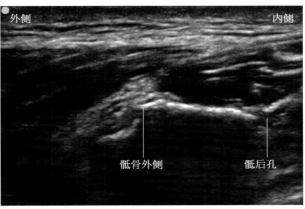

外侧　　　　　　　　　　　　　　内侧

骶骨外侧　　骶后孔

图 9-5-5 骶髂关节扫查骶骨外侧缘超声声像图

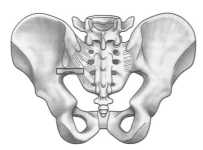

图 9-5-6 骶髂关节扫查探头定位（骶髂关节水平）

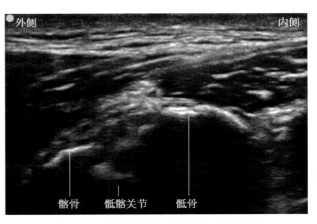

外侧　　　　　　　　　　　　　　内侧

髂骨　　骶髂关节　　骶骨

图 9-5-7 骶髂关节水平扫查超声声像图

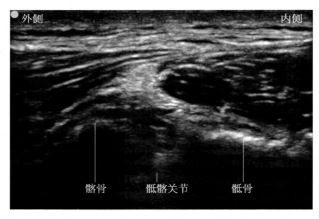

外侧　　　　　　　　　　内侧

髂骨　　　骶髂关节　　　骶骨

图 9-5-8　骶髂关节扫查超声声像图显示骶骨和髂骨接近同一平面

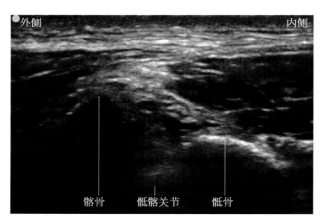

外侧　　　　　　　　　　内侧

髂骨　　　骶髂关节　　　骶骨

图 9-5-9　骶髂关节扫查超声声像图显示髂骨逐渐变浅

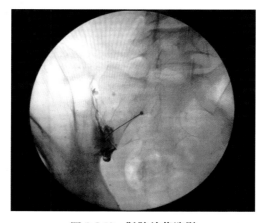

图 9-5-10　骶髂关节造影

【适应证】

骶髂关节炎；诊断性阻滞。

【并发症】

感染；血肿。

第六节　阴部神经阻滞

【相关解剖】

　　阴部神经来自 S2～S4 脊神经前支的分支，伴随着阴部内动脉、静脉，在梨状肌下孔、坐骨神经的内侧出盆腔（图 9-6-1）。绕过骶棘韧带，经坐骨小孔又返回盆腔，进入坐骨直肠窝，在骶结节韧带的深面、闭孔内肌内侧穿入由纤维结缔组织组成的阴部管（Alcock 管）。此处的结缔组织比较致密，容易造成阴部神经卡压。出阴部管，阴部神经分为以下分支：①直肠下神经（肛神经），支配肛门外括约肌和肛门的皮肤；②会阴神经，分布于会阴各肌肉和阴囊（或大阴唇）的皮肤；③阴茎（或阴蒂）背神经，分布于阴茎（或阴蒂）的皮肤。直肠下神经分支的变异相对多见，可以在阴部管内发出，或者未进入该管就发出。这可能是对肛门症状患者行阴部神经阻滞治疗效果不太理想的原因之一。

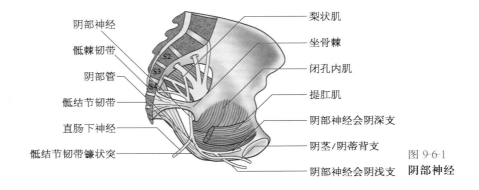

图 9-6-1　阴部神经

【超声引导穿刺方法】

准备·患者取患侧向上的侧卧位，或者垫高腹部的俯卧位。采用低频凸阵探头

（2～5 MHz）。

方法·首先根据本章第二节定位梨状肌,再逐渐往下移动超声探头,仔细观察梨状肌外侧跨过高回声区,从头端至尾端依次为髂骨、坐骨、坐骨棘的过程(图 9-6-2,图 9-6-3)。坐骨棘表面已经很少有梨状肌,但却是定位阴部神经的重要解剖标志。坐骨棘的超声声像特点为:①坐骨棘为直的高回声线形声像结构,而上方的坐骨是弧形的高回声结构;②尖端附着骶棘韧带;③梨状肌几乎消失,臀大肌下方是骶结节韧带,穿刺时能感觉到突破感;④阴部内动脉通常在坐骨棘的内侧。坐骨棘尖端的内侧、骶棘韧带的表面显示的动脉搏动即为阴部内动脉(图 9-6-4)。

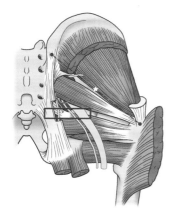

图 9-6-2　阴部神经扫查超声探头定位

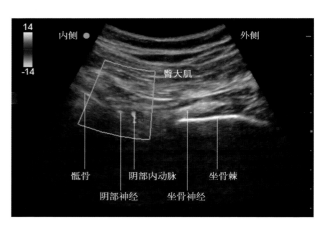

图 9-6-3　阴部神经超声声像图

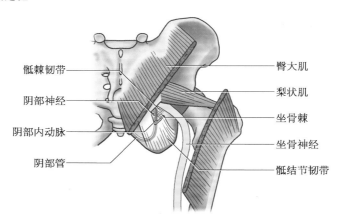

图 9-6-4　阴部神经、阴部内动脉与坐骨棘的解剖关系

采用平面内技术由外向内进行穿刺。穿刺时应该注意坐骨神经和臀下动脉都在坐骨棘尖端的外侧,阴部内动脉在坐骨棘尖部的内侧,切勿把臀下动脉误认为是阴部

内动脉而误阻滞坐骨神经。

【适应证】

阴部神经痛。

【并发症】

坐骨神经麻痹(大部分是因为药物扩散到坐骨神经所致,可以恢复);血管内误注射;神经损伤等。

第七节　下腹下神经丛阻滞

【相关解剖】

下腹下神经丛位于骶骨前,又称为骶前丛。下腹下神经丛是上腹下神经、腹下神经在盆腔、骶椎前的延续,并有骶交感链在 S2～S4 发出的骶内脏神经、S2～S4 副交感神经发出的盆内脏神经加入(图 9-7-1)。下腹下神经丛进一步发出分支组成直肠中丛、膀胱丛、前列腺丛、子宫阴道丛。盆腔内脏器的痛觉,包括直肠、膀胱、前列腺和子宫阴道,可以通过下腹下神经丛传导。

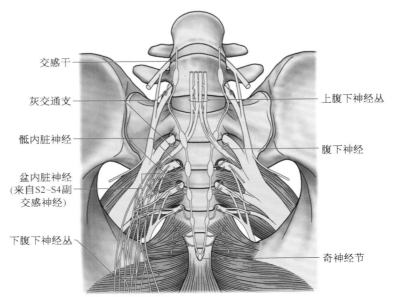

图 9-7-1
下腹下神经丛

【超声引导穿刺方法】

经骶入路(transsacral apporach)

准备·患者取俯卧位,尽量垫高腹部。采用高频线阵探头(5~10 MHz)和低频凸阵探头(2~5 MHz)。

方法·该穿刺尽可能由超声联合C形臂X线机引导,经S2或S3骶后孔,穿过骶前孔到达骶骨前腹膜后间隙区域。首先在C形臂X线机透视下定骶后孔序列,随后将超声探头横向置于需要穿刺节段的骶正中嵴水平(图9-7-2),可以显示骶正中棘和骶正中嵴(参见图9-4-1),紧靠骶正中嵴外侧扫描到的低回声区,便是骶后孔(图9-7-3)。以低回声区为中心,旋转探头90°至旁矢状位(图9-7-4),也呈现高回声骨皮质不连的声像即为骶后孔(图9-7-5)。

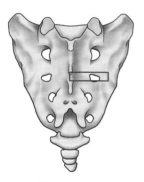

图 9-7-2　超声横切扫查骶后孔探头定位示意图

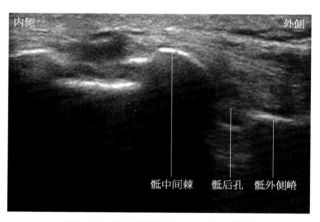

图 9-7-3　骶后孔横切扫查超声声像图

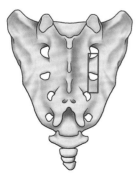

图 9-7-4　超声纵切扫查骶后孔探头定位示意图

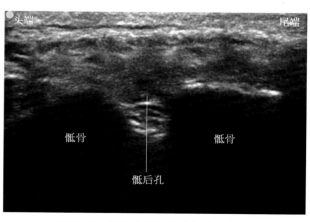

图 9-7-5　骶后孔纵切扫查超声声像图

根据横向探头位置或纵向探头位置,对骶后孔进行平面外穿刺,直达骶前孔。穿刺角度尽可能垂直,以便穿刺针顺利从骶后孔穿至骶前孔。

采用低频凸阵探头可以从骶后孔扫查到盆腔内肠蠕动,因此穿刺前可以采用低频凸阵探头观察肠蠕动,大致了解骶前孔的深度,避免进针过深而伤及肠腔。

针尖越过骶前孔后,最好采用 C 形臂 X 线机辅助,注射造影剂后进行侧位透视,能更准确地确定针尖的深度(图 9-7-6)。最后推注各种治疗药物。

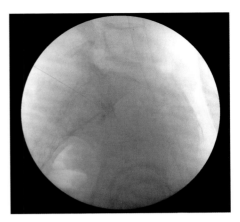

图 9-7-6　经骶后孔穿刺下腹下神经丛阻滞造影图像

【适应证】

盆腔内脏痛。

【并发症】

短暂下肢麻痹;血肿;穿刺部位疼痛;直肠或肠子穿破、肠或膀胱功能失调、低血压。

第八节　尾骨前注射(含奇神经节阻滞)

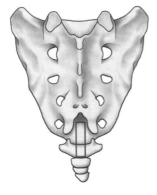

图 9-8-1　骶尾间隙超声扫查探头定位示意图

【相关解剖】

交感神经链在尾骨的前方汇聚成一个末节交感神经节,即奇神经节,或称为 Walther 节(图 9-7-1)。尾骨还有尾骨肌、臀大肌的肌腱和肛尾体附着。由于外伤或劳损,这些附着部位的慢性炎症是尾骨痛的重要原因。进行尾骨前间隙注射可以缓解这些肌腱附着部位的炎症,改善疼痛。

【超声引导穿刺方法】

准备·患者取俯卧位,垫高腹部。采用高频线阵探头(5~12 MHz)。

方法·超声探头定位与骶管注射纵向扫查时相似,稍微往尾侧移动探头以暴露骶尾间隙(图 9-8-1)。此界面已不能很好地显示骶棘。超声图像显示骶管前壁骶骨表面有连续的高回声缺口,便是骶尾间隙(图 9-8-2)。

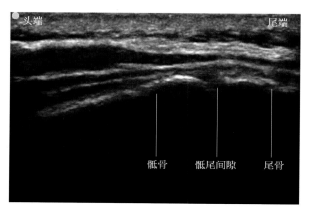

骶骨　　骶尾间隙　　尾骨

图 9-8-2　骶尾间隙超声扫查超声声像图

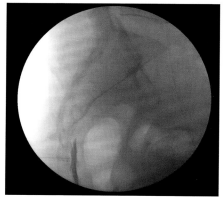

图 9-8-3　经骶尾间隙奇神经节(尾骨前间隙)造影图像

采用平面外穿刺技术,针尖容易平行骶尾间隙,避开上、下骨质,抵达尾骨前间隙。穿刺过程中注意针尖刺得不能过深,以免损伤直肠。注射造影剂,通过 C 形臂 X 线机透视,可以明确定位(图 9-8-3),然后注射药物。

【适应证】

尾骨痛;盆腔痛。

【并发症】

感染;血肿;直肠刺伤等。

(杜冬萍)

第十章
下肢疼痛

整个下肢的感觉和运动神经均来自腰骶丛,下肢的主要神经包括坐骨神经、股神经、隐神经、胫神经和腓总神经,这些神经及其分支可能由于病变、创伤和神经卡压而造成疼痛。在过去的数年中,超声成像改变了区域神经阻滞的操作方法,通过直接显示针尖,使之接近所需的神经,并实时控制局部麻醉药的扩散。

第一节　股神经阻滞

【相关解剖】

股神经由 L2、L3 和 L4 脊神经的前支组成,沿着腰大肌外侧缘和髂肌之间下行,经腹股沟韧带中点稍外侧进入股三角(图 10-1-1),位于股动脉外侧。在腹股沟韧带

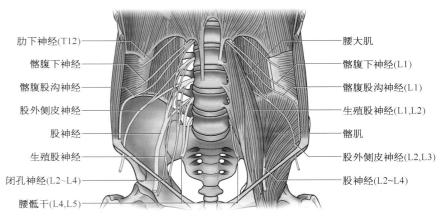

肋下神经(T12)
髂腹下神经
髂腹股沟神经
股外侧皮神经
股神经
生殖股神经
闭孔神经(L2~L4)
腰骶干(L4,L5)

腰大肌
髂腹下神经(L1)
髂腹股沟神经(L1)
生殖股神经(L1,L2)
髂肌
股外侧皮神经(L2,L3)
股神经(L2~L4)

图 10-1-1
股神经的来源
和走向

处,股动、静脉位于髂筋膜前方,穿过腹股沟韧带,汇入筋膜鞘。而与股动、静脉不同的是,股神经并不位于筋膜鞘内,而是位于血管的后外侧。此处,股神经往往与股动、静脉平行,易于超声检查及相关操作(图 10-1-2)。

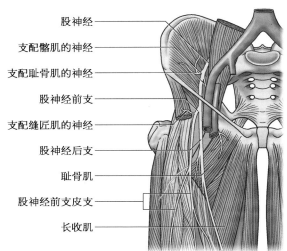

图 10-1-2
股神经及其周围结构

股神经
支配髂肌的神经
支配耻骨肌的神经
股神经前支
支配缝匠肌的神经
股神经后支
耻骨肌
股神经前支皮支
长收肌

【超声引导穿刺方法】

　　准备・患者取仰卧位,下肢处于中立位,暴露腹股沟。使用高频线阵探头(6~13 MHz)。

　　方法・将超声探头平行腹股沟韧带置于腹股沟上(图 10-1-3),首先识别股动脉(图 10-1-4),然后横向移动,使股动脉保持在屏幕内侧,与股动脉远端水平相比,在股动脉近端水平更容易看到股神经。因此,如果显示为两个动脉搏动(图 10-1-5),则应该向近侧滑动探头,直到只见一个动脉搏动。股神经通常在股动脉外侧,横断面超声显像为回声稍高的梭形图像(图 10-1-6)。

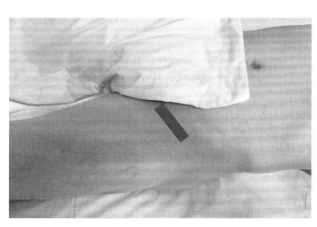

图 10-1-3
股神经阻滞时超声探头定位

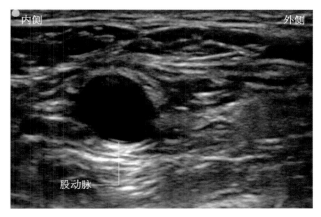

图 10-1-4　腹股沟区股动脉超声图像

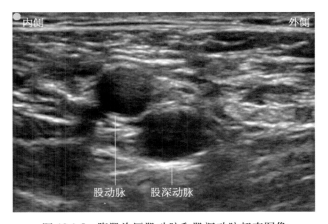

图 10-1-5　腹股沟区股动脉和股深动脉超声图像

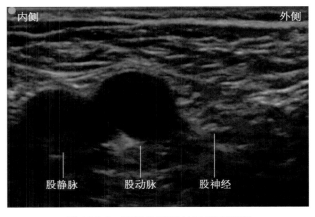

图 10-1-6　腹股沟区股神经超声图像

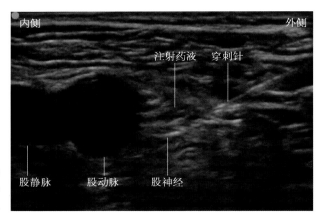

图 10-1-7
腹股沟区股神经阻滞
时超声图像

　　采用短轴平面内技术,在超声探头外侧端进针,将镇痛药物注射在股神经周围,在超声图像中可以看到药液扩散(图 10-1-7)。

【适应证】

　　股神经支配区域的大腿和膝关节前侧、隐神经支配区域的小腿和足内侧的神经病理性疼痛。

【并发症】

　　血管、神经损伤。

第二节　股外侧皮神经阻滞

【相关解剖】

　　股外侧皮神经(lateral femoral cutaneous nerve,LFCN)是由 L2、L3 脊神经前支发出的单纯感觉神经。从腰大肌的外侧分出后,越过髂肌和骨盆的上缘,LFCN 在髂筋膜的后面、腹股沟韧带外侧端的深部穿过而行进至下肢,其路径具有一定的变异性,可能低于或高于髂前上棘(anterior superior iliac spine,ASIS)(图 10-2-1),随后它穿透阔筋膜后行进至皮下,分成前支和后支。前支主要支配大腿和膝关节前方的皮肤感觉,后支支配大腿和臀部外侧皮肤的感觉。

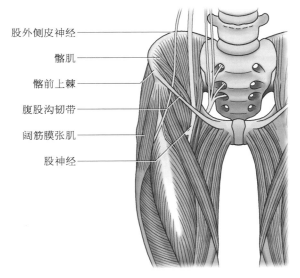

图 10-2-1
股外侧皮神经

股外侧皮神经
髂肌
髂前上棘
腹股沟韧带
阔筋膜张肌
股神经

【超声引导穿刺方法】

准备·患者取仰卧位,下肢处于中立位,暴露腹股沟及髂嵴区域。使用高频线阵探头(6～13 MHz)。

方法·将超声探头沿着腹股沟韧带放置在 ASIS 内侧,探头的一端置于 ASIS 上(图 10-2-2)。ASIS 在超声图像中显示为一骨性回声,此处 LFCN 位置较表浅,但不太容易被发现,其深部为髂筋膜和髂肌(图 10-2-3)。若在 ASIS 附近没有找到 LFCN,则将探头逐步向内向下移动去辨识神经,此处 LFCN 在超声图像中显示为缝匠肌上方筋膜间的一个低回声结构。LFCN 也可能在缝匠肌和阔筋膜张肌交界处的表浅部分,表

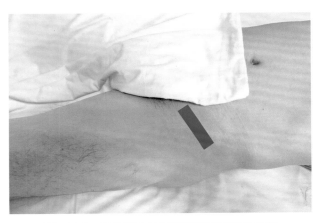

图 10-2-2 股外侧皮神经阻滞时超声探头定位

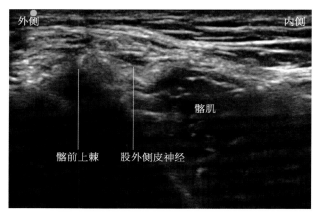

图 10-2-3　股外侧皮神经在髂前上棘水平的超声图像

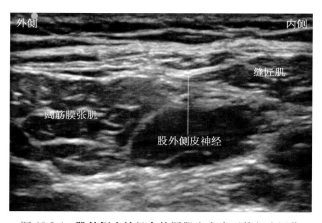

图 10-2-4　股外侧皮神经在缝匠肌上方水平的超声图像

面有结缔组织覆盖(图 10-2-4)。

　　由于神经位置比较表浅,穿刺时选用短轴平面内技术的优势更明显,穿刺针由探头外侧端进针,随后在神经周围注射少于 2 ml 的药液。

【适应证】

感觉异常性股痛;股外侧皮神经支配区域的神经病理性疼痛。

【并发症】

血管、神经损伤。

第三节　隐神经阻滞

【相关解剖】

　　隐神经是股神经的末端分支，为单纯感觉神经，它在股三角区近端离开股管，在收肌管内下行，在缝匠肌深面与股动脉伴行。最初它位于股动脉外侧，然后向内侧移行，并且在内收肌的远端移行至血管的内侧。在大腿的中段，隐神经位于缝匠肌下，长收肌和股内侧肌之间，走行到大腿中下段，进入收肌管。在收肌管远端，隐神经继续向后内侧走行于缝匠肌和股内侧肌之间，越过股骨内侧髁分出感觉终末支，支配胫骨前区、小腿内侧和足内侧的感觉（图 10-3-1）。

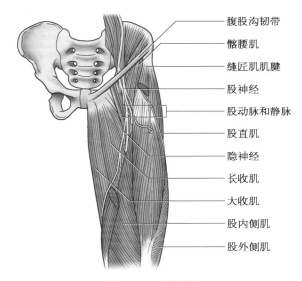

- 腹股沟韧带
- 髂腰肌
- 缝匠肌肌腱
- 股神经
- 股动脉和静脉
- 股直肌
- 隐神经
- 长收肌
- 大收肌
- 股内侧肌
- 股外侧肌

图 10-3-1　隐神经

【超声引导穿刺方法】

　　准备·患者取仰卧位，下肢轻度外旋，暴露腹股沟及髂嵴区域。使用高频线阵探头（6～13 MHz）。

　　方法·将超声探头横切置于大腿中下部（髌骨上方 15 cm）内侧（图 10-3-2）。隐神经的具体结构一般难以观察清楚，但由于其与缝匠肌及血管的关系相对恒定，很容易发现其移行的区域，从而确定缝匠肌及股动脉位置（图 10-3-3）。隐神经一般位于缝匠肌的下方，沿着大腿的长轴继续向下移动探头，直到股动脉呈"跳水"状（向后移行成腘动脉），这个区域是"内收肌间隙"。从这里向近端移动 2～3 cm，找到收肌管远端，可在此区域内行隐神经阻滞。采用短轴平面内技术，穿刺针由探头外侧端进针，只需将注射针尖置于缝匠肌深面注射即可（图 10-3-4）。

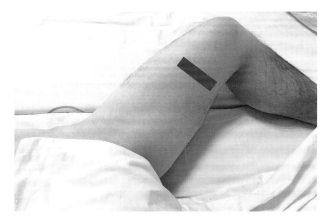

图 10-3-2　隐神经阻滞时超声探头定位

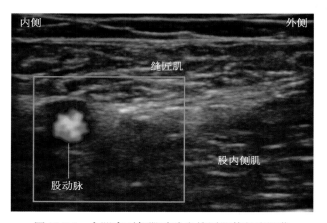

图 10-3-3　大腿中下部股动脉和缝匠肌的超声图像

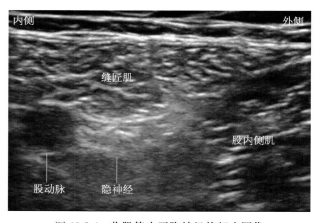

图 10-3-4　收肌管水平隐神经的超声图像

【适应证】

小腿、脚踝和足内侧区的神经病理性疼痛；膝关节退行性变引起的顽固性疼痛（可行脉冲射频治疗）。

【并发症】

血管、神经损伤。

第四节　闭孔神经阻滞

【相关解剖】

闭孔神经由 L2、L3 和 L4 脊神经前支分出，从腰大肌内侧缘向骨盆下行进，并穿过闭膜管，进入大腿内侧，分为前、后支（分列于短收肌的前、后侧），位于耻骨肌、长收肌和短收肌之间的筋膜层。前支支配长收肌和短收肌，而后支位于短收肌和大收肌之间的筋膜层，支配膝关节和大收肌（图 10-4-1）。

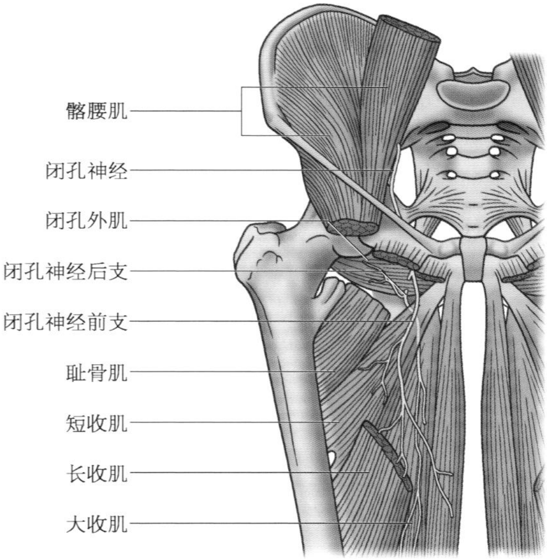

图 10-4-1　闭孔神经

【超声引导穿刺方法】

准备・患者取仰卧位，大腿轻度外旋，有助于暴露操作区域。使用高频线阵探头（6～13 MHz）。

方法・将超声探头平行腹股沟韧带置于腹股沟上（图 10-4-2），在腹股沟韧带下方观察到股动脉和股静脉，然后将探头向内侧及尾端移动，向内侧找到耻骨肌，随后是内收肌，闭孔神经前支可以在长收肌和短收肌（较深）之间找到，短收肌和大收肌（更深）之间可以发现后支。闭孔神经在超声图像中通常表现为高回声结构，但有时只能区分长收肌、短收肌间和短收肌、大收肌间的筋膜间隙。

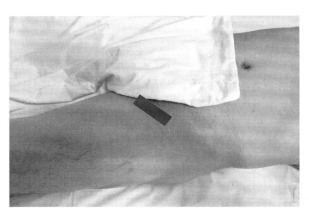

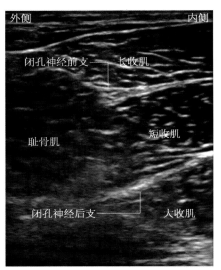

图 10-4-2　闭孔神经阻滞时超声定位　　　　　图 10-4-3　闭孔神经的超声图像

在神经超声显像不满意的情况下可以使用平面内或平面外技术穿刺入这两个筋膜间隙。穿刺针由探头外侧端进针，随后分别阻滞前支和后支，在超声图像中总可以清晰地观察到药液在筋膜间隙扩散，并包绕神经（图 10-4-3）。

【适应证】

闭孔神经卡压综合征；其他闭孔神经区域的神经病理性疼痛。

【并发症】

血管、神经损伤。

第五节　腘窝部胫神经阻滞

【相关解剖】

胫神经从腘窝上缘的坐骨神经分出，然后稍向内侧下行，位于膝部后方腘窝筋膜的正下方。跨越腘窝后，胫神经在腓肠肌的两个头之间继续下行，深入比目鱼肌，然后在跟腱和内踝之间，分为内侧支和外侧支，支配小腿、足跟和足底内侧的感觉（图 10-5-1）。

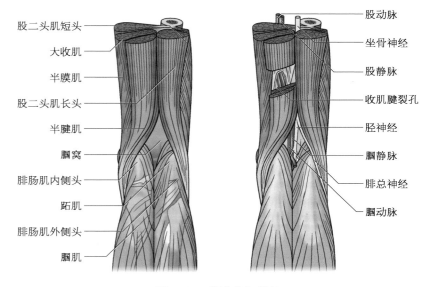

股二头肌短头
大收肌
半膜肌
股二头肌长头
半腱肌
腘窝
腓肠肌内侧头
跖肌
腓肠肌外侧头
腘肌

股动脉
坐骨神经
股静脉
收肌腱裂孔
胫神经
腘静脉
腓总神经
腘动脉

图 10-5-1 腘窝部胫神经

【超声引导穿刺方法】

准备·患者取俯卧位。选用高频线阵探头（6～13 MHz）。

方法·将超声探头横向置于腘窝上方约 8 cm 处（图 10-5-2）。首先辨识搏动的腘动脉，腘静脉位于其稍外侧，在腘静脉稍外侧的浅表区域，可以看到高亮回声的坐骨神经（图 10-5-3）。然后将超声探头沿着坐骨神经向下滑行，直到坐骨神经出现两个分叉（胫神经和腓总神经）（图 10-5-4）。

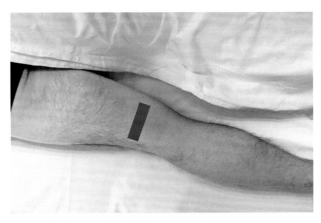

图 10-5-2 腘窝部胫神经阻滞时超声探头定位

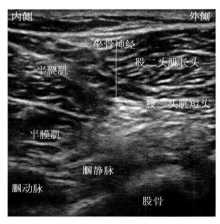

图 10-5-3　腘窝部坐骨神经的超声图像

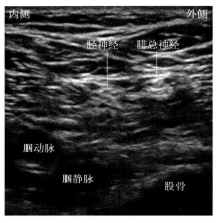

图 10-5-4　腘窝部胫神经和腓总神经的超声图像

在胫神经辨识清楚区域,采用短轴平面内技术,将穿刺针由探头外侧端进针进行注射。

【适应证】

由胫神经介导的下肢疼痛。

【并发症】

血管、神经损伤。

第六节　腓总神经阻滞

【相关解剖】

腓总神经为坐骨神经的另一个主要分支,支配膝关节以下和小腿后外侧皮肤感觉。腓总神经从腘窝上缘的坐骨神经分出,并在腓骨头下缘绕过腓骨向前、下走行。此处腓总神经位置较表浅,神经容易受到不当外力或止血带的压迫,从而产生神经症状(图 10-6-1、图 10-6-2)。

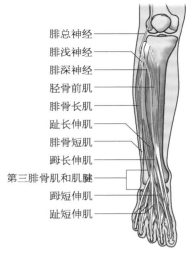

腓总神经
腓浅神经
腓深神经
胫骨前肌
腓骨长肌
趾长伸肌
腓骨短肌
踇长伸肌
第三腓骨肌和肌腱
踇短伸肌
趾短伸肌

图 10-6-1 腓总神经及其周围结构

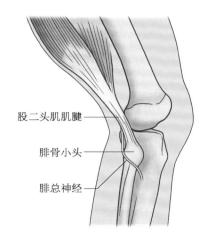

股二头肌肌腱
腓骨小头
腓总神经

图 10-6-2 腓总神经走行

【超声引导穿刺方法】

准备·患者取俯卧位。选用高频线阵(6～13 MHz)。

方法·将超声探头横向置于腘窝上方约 8 cm 处(参见图 10-5-2),找到坐骨神经分叉处,识别腓总神经。也可以在腓骨小头处寻找腓总神经。此时患者转为侧卧位,膝关节稍弯曲,患肢朝上(图 10-6-3),将超声探头追踪腓总神经由腘窝后区一直到腓骨小头处,然后将超声探头横向置于腓骨头的下缘,尽量采用短轴扫描,可见椭圆形的腓总神经(图 10-6-4)。

采用平面内技术将穿刺针由探头后侧进针,并进行注射。

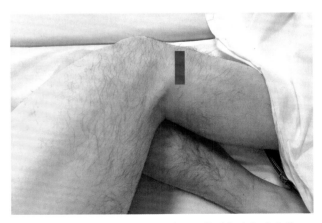

图 10-6-3 腓骨小头处腓总神经阻滞时超声探头定位

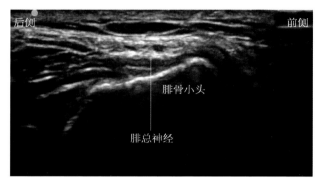

图 10-6-4
腓骨小头处腓总神经
的超声图像

【适应证】

腓总神经损伤引起的下肢疼痛。

【并发症】

血管、神经损伤。

第七节　踝部阻滞

【相关解剖】

足部区域常由 5 条周围神经支配(图 10-7-1)：①隐神经，股神经的末端分支，支配

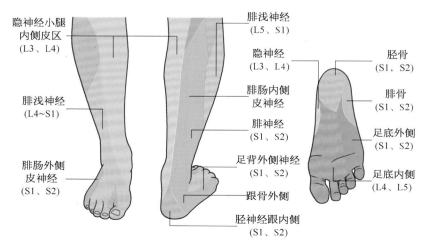

图 10-7-1
足部区域 5 条周围
神经的支配

足内侧。②腓肠神经，支配足外侧。③胫后神经，支配深部足底结构、肌肉和脚底。④腓浅神经，支配足背。⑤腓深神经，支配足背深部组织及第一和第二脚趾间隙。

　　隐神经、腓浅神经和腓肠神经在踝水平位于皮下。胫后神经和腓深神经位于深部屈肌支持带（胫神经）和伸肌支持带（腓深神经）的后方。胫后神经与胫后动脉伴行，移行于内踝后侧。腓深神经在足背动脉外侧，伸肌支持带的后方。踝部支配神经的变异性较大。胫神经下降至踝部，行走于筋膜下，在腓肠肌两头之间移行，穿入比目鱼肌，在跟腱和内踝之间区域，胫神经分出内侧支和外侧支，支配后跟和足底内侧表面感觉。当胫后神经通过后踝管时，易受到压迫。后踝（跗）管由屈肌腱、踝骨和腔隙韧带组成，其间有神经及动、静脉经过（图 10-7-2）。

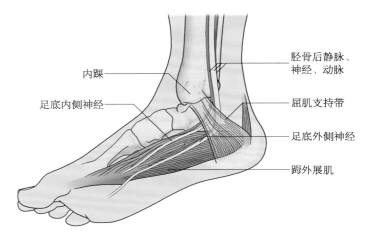

图 10-7-2　胫后神经及其周围结构

【超声引导穿刺方法】

超声引导技术在踝关节区域主要应用于胫后和腓深神经阻滞。

1. 腓深神经阻滞

　　准备·患者取仰卧位，足部跖屈。使用高频线阵探头（6～13 MHz）。

　　方法·腓深神经在超声图像中不容易显示，因此，其位置通常通过足背动脉来推断。将超声探头横跨于足背踝间线上（图 10-7-3），确定足背动脉搏动，腓深神经为动脉外侧面的圆形高回声结构（图 10-7-4）。

　　采用短轴平面外或平面内技术，将穿刺针由外侧穿刺，注射 2～3 ml 药液即可达到满意效果。

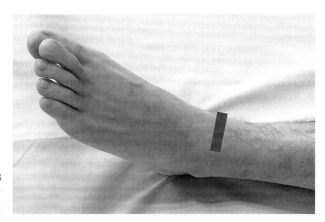

图 10-7-3
腓深神经阻滞时
超声探头定位

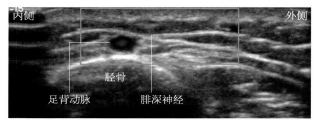

图 10-7-4
腓深神经的超声图像

2. 胫后神经阻滞(后踝管区域)

准备 · 患者取健侧向上的卧位,患肢内踝朝上。使用高频线阵(6～13 MHz)探头。

方法 · 将超声探头横向置于内踝的后上方(图 10-7-5)。此处的内踝容易被识别为连续性高回声影,在内踝的后上方,可见搏动的胫动脉和高回声胫神经结构(图 10-7-6)。

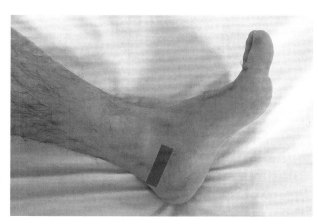

图 10-7-5
胫后神经阻滞时
超声探头定位

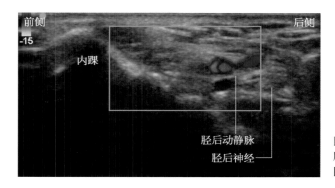

图 10-7-6
胫后动静脉和神经的超声图像

采用短轴平面外或平面内技术,将穿刺针从后侧刺入,若局麻药扩散效果好,5 ml 药液即可达到效果(图 10-7-7)。

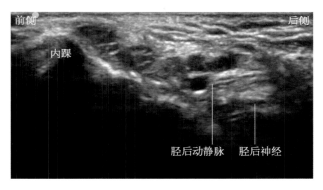

图 10-7-7
注射后胫后神经的超声图像

【适应证】

由于踝部神经阻滞不会引起足部运动受损,踝部神经阻滞常被用于足部的镇痛。

【并发症】

血管、神经损伤。

第八节 髋关节注射

【相关解剖】

髋关节是滑膜关节,由股骨头和髋臼组成,关节面被透明软骨所覆盖。髋臼的边缘是由纤维软骨组织组成的盂唇,外伤时容易受损。关节被关节囊所包绕,增加了髋关节的活动度,在关节内,股骨头韧带将股骨头的中心附着于髋臼,而关节外的关节囊则由髂股韧带、坐股韧带和耻股韧带移行组成。髋关节由股神经、闭孔神经和坐骨神经的分支支配(图 10-8-1)。

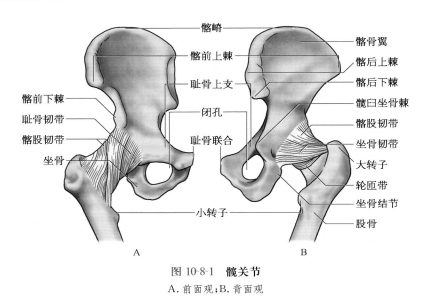

图 10-8-1　髋关节

A. 前面观;B. 背面观

【超声引导穿刺方法】

髋关节注射一般采用前路纵轴入路。

准备·患者取仰卧位,髋关节保持在中立位,膝关节下方垫置抱枕,以放松关节。采用低频线阵(2～5 MHz)探头。

方法·前路超声引导下髋关节注射的靶点为关节前滑膜皱褶,它位于股骨颈部和头部的交界处,有时超声图像中可表现为低回声区。超声探头需平行股骨颈部放置(图 10-8-2),此时,股骨表现为高回声结构,从颈部到头部,为椭圆形的高回声结构,而盂唇则呈现为三角形结

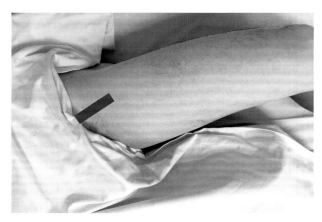

图 10-8-2　髋关节注射时超声探头定位

构。首先,辨清神经血管束和股骨头及股骨颈的位置,将超声探头横向置于股骨血管神经束上,获得其横轴图像,再将探头旋转至垂直位,从外侧向内侧滑动,直至辨识出股骨,股骨头为高回声球状结构。

随后,将超声探头方向调整至与股骨颈相平行(图 10-8-3)。采用平面内技术,将注射针剂推进至股骨头、颈交界的关节囊处。由于位置较深,可在注药前推注少量生理盐水以明确针尖的位置,在突破髂股韧带后注入药液,可以观察到药液在关节囊内扩散。

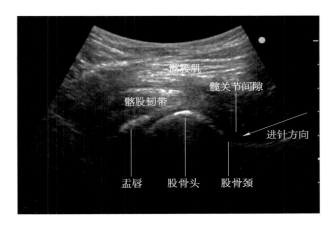

图 10-8-3
髋关节的超声图像

【适应证】

髋关节骨性关节炎。

【并发症】

血管、神经损伤。

第九节　膝关节注射

【相关解剖】

膝关节由股骨髁与胫骨髁之间的关节以及前方的髌骨共同组成。膝关节后方由腘窝韧带及后交叉韧带支持,前交叉韧带则支持前侧,保持关节稳定。膝关节内、外侧则由内侧和外侧副韧带提供支持保护。在股骨和胫骨之间的间隙中存在两个月牙形的纤维软骨,此为半月板,它的主要作用是稳定膝关节、传导压力和吸收震荡力(图 10-9-1)。

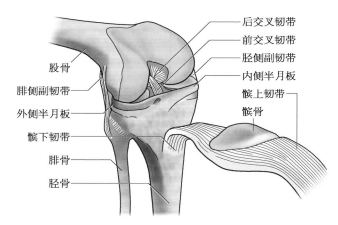

后交叉韧带
前交叉韧带
胫侧副韧带
内侧半月板
髌上韧带
髌骨

股骨
腓侧副韧带
外侧半月板
髌下韧带
腓骨
胫骨

图 10-9-1
膝关节

【超声引导穿刺方法】

准备·患者取仰卧位,垫枕置于膝下,使关节屈曲约 30°。采用高频线阵探头(6～13 MHz)。

方法·由于股骨外侧髁体积较大,容易影响关节腔的显影,所以一般进行关节腔穿刺选用膝关节内侧进针方法。将超声探头置于髌骨和股骨内侧髁之间(图 10-9-2),超声图像中显示髌骨构成关节隐窝的上边界,股骨内侧髁构成关节隐窝的下边界,两者之间是关节囊,呈线状低回声结构(图 10-9-3)。

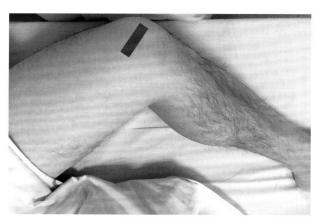

图 10-9-2
膝关节注射时超声探头定位

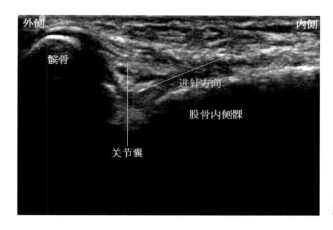

图 10-9-3
膝关节的超声图像

采用平面内技术,将穿刺针从髌上内侧刺入,直接推进至关节腔。在此处推注药液,阻力小。

【适应证】

膝关节骨性关节炎。

【并发症】

血管神经损伤、感染。

第十节　足底腱膜注射

【相关解剖】

足底腱膜,又称为跖腱膜,它起于跟骨结节,根据腱膜位置分为内侧段、中间段和外侧段,向前形成 5 个分支,连接每个脚趾(图 10-10-1)。

【超声引导穿刺方法】

准备·患者取俯卧位,足跟朝上,踝关节屈曲 90°。采用高频线阵探头(6～

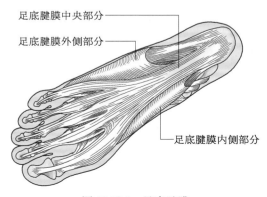

图 10-10-1　**足底腱膜**

13 MHz)。

　　方法·将超声探头置于跟骨结节处(图 10-10-2),先用长轴切面观察,足底腱膜呈鸟嘴样起自跟骨,呈条索样向足底远端延伸,此时脂肪垫位于腱膜的上方(图 10-10-3)。然后,旋转超声探头 90°,以短轴扫描观察腱膜的附着点。此时采用平面内技术,将穿刺针由跟骨内侧向外侧进针,针尖在超声引导下刺入腱膜后注射药物(图 10-10-4)。

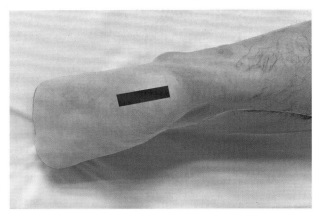

图 10-10-2
足底腱膜注射时超声探头定位

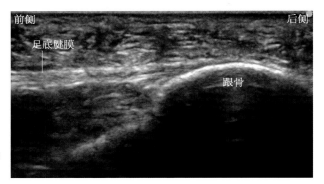

图 10-10-3
足底腱膜长轴的超声图像

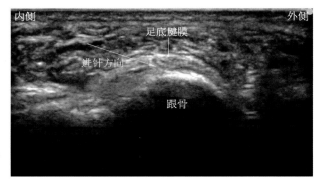

图 10-10-4
足底腱膜短轴的超声图像

【适应证】

足底腱膜炎。

【并发症】

足底脂肪垫萎缩；出血、感染。

（徐永明　张　昕）

第十一章
盆底疼痛

慢性盆腔痛是指慢性、反复发作超过 6 个月的盆腔疼痛，是盆腔、盆底器官和组织感知的非恶性疼痛，可同时伴有负性认知和情感障碍。慢性盆腔痛的病因复杂，与生殖系统、消化系统、泌尿系统、神经系统以及骨骼肌肉系统的疾病或功能障碍、心理疾病等均可能相关，因此慢性盆腔痛往往需要多学科联合诊治。影像引导下的神经阻滞或肌肉筋膜注射是慢性盆腔痛诊治的重要手段之一。采用双平面腔内超声探头经直肠检查不仅可以获得盆腔器官、组织的清晰图像，也可以准确地引导穿刺针到达靶组织进行精准注射。

本章主要对经直肠超声引导前列腺周围注射和盆底神经肌肉注射的相关解剖和技术进行描述。本章所涉及的经直肠超声的探头均为双平面直肠腔内超声探头，它是目前较常用的直肠腔内超声探头，具有纵断面和末端横断面双平面扫查功能、探头可与直肠壁紧密接触、显示清晰、分辨率高等优点。

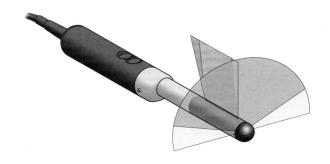

图 11-0-1　双平面腔内超声探头

第一节 经直肠前列腺周围注射

慢性前列腺疼痛综合征是男性最常见的慢性盆腔痛。直肠指检前列腺多正常,前列腺按摩液或前列腺按摩后排出的尿液缺乏炎症征象,临床表现为反复发作的会阴部、阴茎、阴囊及耻骨后等部位疼痛,疼痛在体表的分布与前列腺所在的部位不同。经直肠超声引导下前列腺活检术已常规开展,近年来随着这一技术的不断成熟,经直肠超声引导下前列腺周围注射术也用于治疗慢性前列腺疼痛综合征,并且已有大量的临床研究证实了其有效性。

【相关解剖】

前列腺是男性特有的性腺器官,位于膀胱颈下方,尿生殖膈上方,形状与栗子相似。前方为耻骨联合,两者之间有前列腺静脉丛和疏松结缔组织,两侧为肛提肌,前列腺后面正中有纵行浅沟称为前列腺沟,与直肠壶腹部相对(图 11-1-1)。

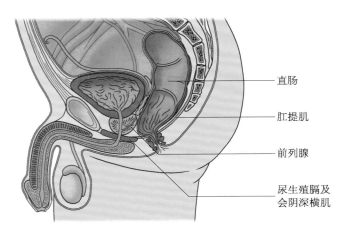

直肠

肛提肌

前列腺

尿生殖膈及会阴深横肌

图 11-1-1 前列腺周围组织结构

前列腺表面覆盖两层被膜,内层为前列腺囊,为一坚韧的纤维肌性组织,紧包于前列腺表面;外层为前列腺筋膜,为盆脏筋膜在前列腺囊周围增厚而成。前列腺的前 1/3 部分包绕 3 cm 长的尿道,形成尿道前列腺部,其后半部分有射精管从后斜穿过前列腺,并进入精囊。精囊是前列腺后壁上方的一个隆起,左右各一,是尿道检查和手术的重要标志(图 11-1-2、图 11-1-3)。

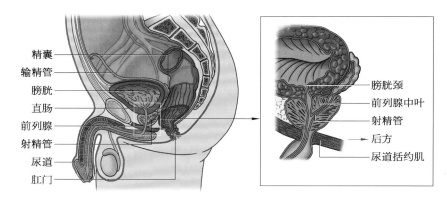

精囊
输精管
膀胱
直肠
前列腺
射精管
尿道
肛门

膀胱颈
前列腺中叶
射精管
后方
尿道括约肌

图 11-1-2　前列腺(矢状面观)

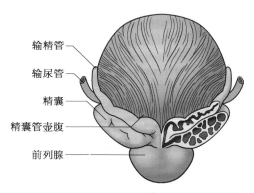

输精管
输尿管
精囊
精囊管壶腹
前列腺

图 11-1-3　前列腺(正面观)

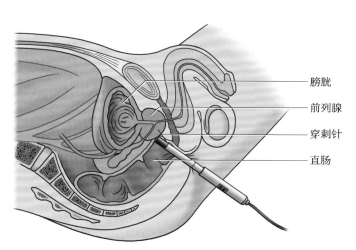

膀胱
前列腺
穿刺针
直肠

图 11-1-4　截石位经直肠超声显示前列腺

【超声引导穿刺方法】

准备·①常规:患者术前应禁食 8 小时,常规行肠道准备,对于肛周毛发较多的患者应备皮。治疗前向患者做好解释工作,说明治疗目的,消除患者紧张情绪,以得到患者的配合。②体位:常取截石位或胸膝卧位(图 11-1-4)。③探头:选择双平面直肠腔内超声探头,用充满耦合剂的薄乳胶套(或避孕套)套上,排出空气,底部用橡皮筋扎紧。

方法·由于前列腺和直肠壶腹相邻,因此经直肠超声能容易且清楚地显示前列腺及周围组织结构(如精囊),在此前提下,可经会阴或直接经直肠行前列腺周围注射治疗。

在超声探头套外均匀涂抹超声耦合剂,轻柔地将超声探头经肛门置入,调至合适的深度和增益,在长轴正中位可清晰显示前列腺以及其中的尿道和射精管,均呈现低回声。当膀胱充盈时,可在前列腺上方呈低回声影显示,当超声长轴偏向两侧时,也可观察到其双侧的精囊(图 11-1-5)。图 11-1-6 显示的是前列腺短轴超声图像。

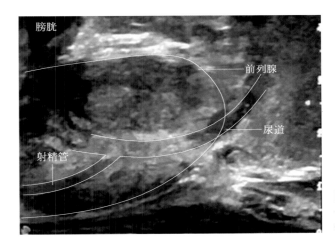

图 11-1-5
长轴切面前列腺超声图像
(正中位)

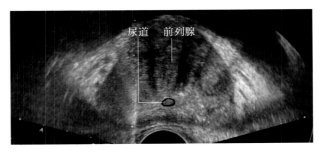

图 11-1-6
短轴切面前列腺超声图像

然后,将探头略偏向一侧,常规消毒铺单,在相应长轴截面的会阴处确定穿刺点,以 1% 利多卡因行局部麻醉,然后以 22G 介入穿刺针进行穿刺。当穿刺针进入 2 cm 后,超声探头扫查明确针干及针尖的位置,尤其要明确针尖的位置,以免穿刺针损伤尿道或直肠。当针尖到达尿生殖膈浅部时给予 1% 利多卡因 1 ml,以减轻穿刺针进入尿生殖膈时的疼痛。当穿刺针到达前列腺下方(相对于显示屏幕)包膜附近时,注射药物(常用 0.5% 利多卡因+复方倍他米松混悬剂),调整穿刺针至前列腺上方包膜进行注射(图 11-1-7)。拔出穿刺针,将探头转向对侧进行扫查并穿刺注射,为避免感染应更换穿刺针,具体步骤同前。

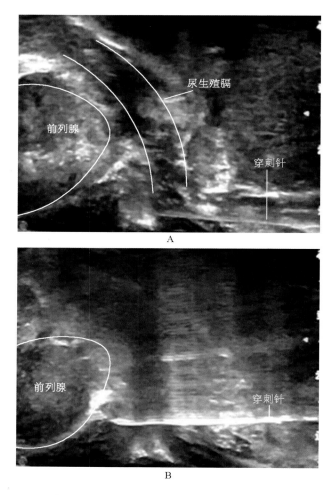

图 11-1-7　经直肠超声引导前列腺周围注射
A.穿刺针突破尿生殖膈;B.穿刺针到达前列腺包膜附近

　　在进行前列腺包膜周围注射治疗时,应经会阴行长轴平面内穿刺引导。长轴引导可全程显示穿刺针,注意应避免在正中位进行穿刺,以免损伤尿道和射精管。经会阴穿刺损伤直肠及感染的风险较低,因此较经直肠穿刺更安全。

【适应证】

慢性前列腺疼痛综合征;前列腺炎经保守治疗无效。

【并发症】

1. **出血**　穿刺损伤直肠和尿道会导致尿血或便血,多为一过性。若为活动性出血,常可通过以下方法处理止血:①经直肠进行压迫或填塞止血;②直肠灌注或静脉滴注止血药物;③经直肠镜局部处理出血点。需要注意的是,穿刺点越靠近中线出血的风险越高。

2. **感染**　多由于直肠损伤导致。常见的致病菌有大肠埃希菌、厌氧菌、革兰阴性菌。若注射药物中含有糖皮质激素,可使感染的机会增加,因此要避免穿刺损伤直肠,控制糖皮质激素的用量。另外,术前常规灌肠和使用抗生素可降低感染的风险。若出现感染,常用的抗生素为喹诺酮类[如左氧氟沙星、莫西沙星(拜复乐)]。

3. **疼痛不适**　经直肠超声探头对肠道的压迫、穿刺针对盆底组织的损伤均可导致疼痛不适,因此术前应加强沟通,术前服用非甾体消失镇痛药(NSAIDs)可减轻患者术中的疼痛不适。

4. **其他**　如尿潴留、附睾炎、前列腺周围血肿等,均少见。

第二节　经直肠盆底肌内注射

盆底肌肉及其筋膜撑托盆腔脏器并封闭骨盆出口,盆底肌肉松弛及损伤可导致盆底功能障碍,出现尿失禁、脏器脱垂及盆底疼痛综合征等。功能性胃肠病罗马Ⅲ诊断标准把功能性肛门直肠疼痛分为慢性肛门痛及痉挛性肛门痛。虽然其机制尚不明确,但研究表明功能性肛门直肠痛与盆底肌肉功能障碍密切相关。另外,还有一些盆底疼痛如尾痛症或阴部神经痛也与盆底韧带相关。经直肠超声检查可显示各层次的盆底肌肉、筋膜及韧带等软组织,并可对盆底软组织进行动态评估,同时超声引导下盆底肌肉注射可作为慢性盆腔痛的治疗方案。

【相关解剖】

封闭骨性盆底的肌肉主要包括:肛提肌(由髂骨尾骨肌、耻骨尾骨肌及耻骨直肠肌构成的肌群),尾骨肌,梨状肌,闭孔肌(闭孔内肌和闭孔外肌)以及会阴深、浅横肌(图11-2-1)。在直肠肛管周围还分布有肛门内、外括约肌,主要协助和控制排便(图11-2-2)。有人建议把盆底的肌肉分为3层:上层由前方的耻骨尾骨肌前部和后方的肛提肌板组成,具有支持盆底器官及开合尿道、肛门的双重作用;中层由肛门纵肌组成,包括肛门内括约肌、耻骨直肠肌,是连接上层和下层的肌肉;下层由会阴隔膜的肌肉、肛门外括约肌和后部肛板组成,是盆底肌肉的锚定层(图 11-2-3)。

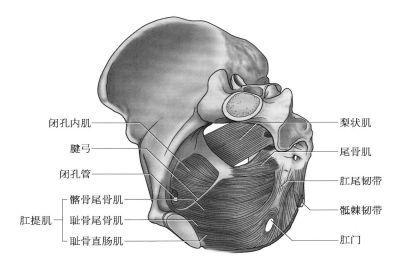

图 11-2-1　盆底肌肉示意图

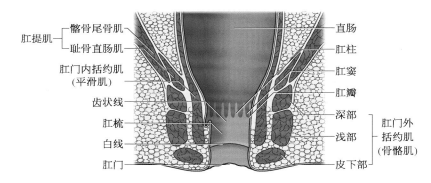

图 11-2-2　直肠肛管周围肌肉(冠状面)

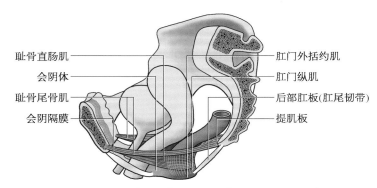

图 11-2-3　盆底肌肉的 3 个平面(引自 Petros,2004)

【超声引导穿刺方法】

准备 · ①常规:患者术前应禁食8小时,常规行肠道准备,对于肛周毛发较多患者应备皮。治疗前向患者做好解释工作,说明治疗目的,消除患者紧张情绪,以得到患者的配合。②体位:常取胸膝卧位(图11-2-4)或截石位,便于暴露肛门。③探头:选择双平面直肠腔内超声探头,用充满耦合剂的薄乳胶套(或避孕套)套上,排出空气,底部用橡皮筋扎紧。若有条件可准备神经电生理技术辅助。

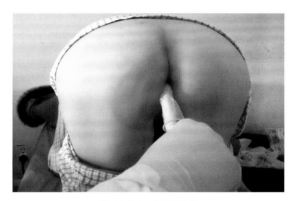

图 11-2-4　胸膝卧位

方法 · 在超声探头套外均匀涂抹超声耦合剂,轻柔地将超声探头经肛门置入,插入时嘱患者张口,做深呼吸,并放松腹部与肛门。开始插入肛门时将探头指向脐部,进入肛门并通过肛管后,再将探头方向指向骶骨岬,顺利到达直肠壶腹部后再略指向脐部,此时可边观察边平直向前推进,直到直肠上段。

经直肠超声扫查有线阵扫查(长轴)和凸阵扫查(短轴)两种模式,超声图像显示肌肉为低回声区,筋膜、韧带为高回声区,骨骼亦为高回声区并在其下方有声影。临床上为便于超声平面内引导,多选用线阵扫查方式,根据盆底肌肉解剖可辨识相关组织(图11-2-5)。临床上常见的盆底肌肉超声显像特点如下:

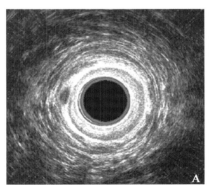
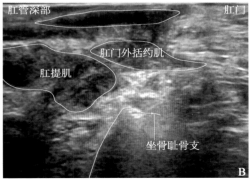

图 11-2-5　经直肠超声扫查显示直肠周围肌肉

A. 短轴;B. 长轴

● 肛门内括约肌:是直肠环肌层的延续,因此紧贴直肠,超声显影最为表浅,最易辨识。

● 肛门外括约肌和肛提肌:图 11-2-2 中可见肛提肌是肛门外括约肌的延续,他们之间的筋膜有时显影不清,因此在超声声像图中不易被区分,可通过其解剖位置的深浅进行辨识。如果有神经电生理的辅助则可区分,因为肛门外括约肌仅收缩肛门,而肛提肌是盆底的主要肌群,功能更多,如在女性,肛提肌有收缩肛门和阴道、尿道的双重作用。

● 肛提肌和闭孔内肌:在超声声像图中不易被区分。闭孔内肌起自闭孔膜内面及其周围骨面,肌束向后集中成为肌腱,由坐骨小孔出骨盆转折向外,止于股骨转子窝,其主要功能是外旋、外展大腿。因此在进行经直肠超声检查闭孔内肌时,嘱患者取截石位,外展大腿,可观察到闭孔内肌的运动,若在神经电生理引导下更易辨别。此外,在闭孔内肌筋膜内有阴部管通过,其间有阴部神经走行。

● 尿生殖膈:在上文介绍前列腺周围穿刺注射时,我们从图 11-1-7A 中可见尿生殖膈,在女性同样可以观察到该结构。尿生殖膈主要由上、下筋膜及中间的会阴深横肌和尿道括约肌构成,封闭尿生殖三角,男性有尿道,女性有尿道和阴道通过,主要加强盆底,协助承托盆腔脏器。

整个扫查过程采用边旋转探头边观察、边前进的方法,辨识相应的组织结构,根据患者的临床症状和术前查体情况(压痛点的深浅和方位)明确穿刺靶点。例如,肛提肌综合征患者,可在肛提肌进行肉毒素注射(图 11-2-6);尾痛症患者,可在肛尾韧带周围注射;盆底疼痛伴扳机点患者,可在压痛点周围进行相应阻滞(图 11-2-7)。

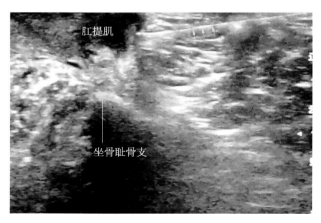

图 11-2-6 经直肠超声引导肛提肌注射

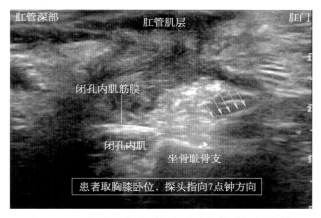

图 11-2-7　经直肠超声引导闭孔内肌筋膜周围注射

【适应证】

功能性肛门直肠疼痛（肛提肌综合征）；非特异性功能性肛门直肠疼痛；盆底肌筋膜炎；尾痛症等。

【并发症】

基本同第一节经直肠前列腺周围注射的并发症，主要为出血、感染，疼痛不适。

第三节　经直肠阴部管注射

阴部神经痛是指阴部神经支配区域的神经病理性疼痛，可发生在其整个支配区域，也可能是某一分支的支配区域，常伴有直肠肛门异物感、坠胀感或尿频、尿急等症状以及性功能障碍等。相关调查显示，该疾病在总体人群中的发病率约为 1%，女性发病率较高。由于疼痛部位隐私，患者难以启齿，就诊时症状均较重，且常常经历多个学科的诊治，病程较长，严重影响患者的生活质量。然而，由于其发病机制尚不明确，目前仍缺乏疗效显著的治疗手段。根据目前阴部神经痛的诊断标准，阴部神经阻滞是有效诊断阴部神经痛的必要条件，同时在阴部神经卡压处注射也是治疗阴部神经痛的有效手段。

【相关解剖】

阴部神经是由 S2～S4 的神经纤维和副交感神经纤维构成的混合神经，其与阴部内动脉伴行，自梨状肌下缘离开骨盆，再绕过坐骨棘后方，经由骶结节韧带和骶棘韧带构成的坐骨小孔进入闭孔内肌筋膜包裹的阴部管（Alcock 管）重返盆腔。阴部神经在阴部管内发出的分支为：直肠下神经、阴茎（蒂）背神经和会阴神经（图 11-3-1）。阴部管位于坐骨直肠窝外侧壁，坐骨结节上方 3～4 cm 处，为闭孔筋膜与会阴浅筋膜共同围成的管状裂隙，其中有阴部内血管和阴部神经通过（图 11-3-2）。

【超声引导穿刺方法】

准备·①患者术前应禁食 8 小时，常规行肠道准备，对于肛周毛发较多患者应备

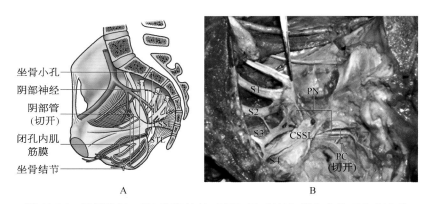

图 11-3-1　阴部神经。PN:阴部神经;CSSL:尾-骶棘韧带复合体;PC:阴部管
A.示意图;B.解剖图

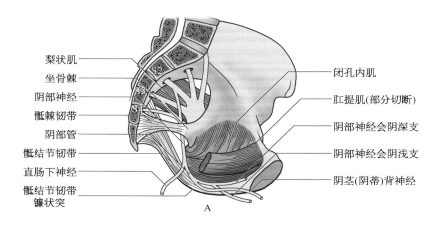

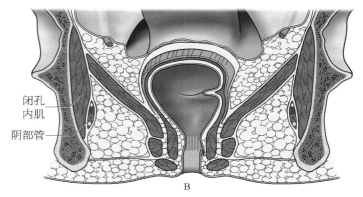

闭孔
内肌

阴部管

B

图 11-3-2 阴部管和闭孔内肌关系示意图

A. 示意图；B. 解剖图

皮。治疗前向患者做好解释工作，说明治疗目的，消除患者紧张情绪，以得到患者的配合。②体位：取胸膝卧位，便于暴露肛门。③探头：选择双平面直肠腔内超声探头，用充满耦合剂的薄乳胶套（或避孕套）套上，排出空气，底部用橡皮筋扎紧。若有条件可准备神经电生理技术辅助。

方法·在超声探头套外均匀涂抹耦合剂，轻柔地将超声探头经肛门置入，插入时嘱患者张口，做深呼吸，并放松腹部与肛门。开始插入肛门时将探头指向脐部，进入肛门并通过肛管后，将探头转向 3～5 点（右侧）或 7～9 点（左侧）方向扫查，再慢慢前进，直至扫查到坐骨耻骨支，可观察到前方的闭孔内肌及其筋膜（参见图 11-2-7）。此时在平面内进针，穿刺至闭孔内肌筋膜，可用神经刺激仪定位阴部神经，当患者主诉有阴部神经支配区域肌肉运动时即可进行注射。

目前临床上常采用经直肠超声引导下坐骨棘入路进行阴部神经阻滞及注射，然而研究表明阴部管也是阴部神经常见的卡压部位，因此在经坐骨棘入路治疗无效时，可考虑经直肠超声引导下阴部管注射治疗。在胸膝卧位下，可在两侧下象限寻找坐骨耻骨支作为标志，在神经电生理辅助下探查阴部神经（参见图 11-2-7）。

【适应证】

阴部神经痛。

【并发症】

基本同第一节经直肠前列腺周围注射的并发症，主要为出血、感染，疼痛不适。

（季 锋 许 华）